谷糠活性蛋白FMBP的发现与靶向抗结直肠癌机理研究

Discovery of a foxtail millet bran-derived active protein（FMBP）and the targeting mechanism against colorectal cancer

单树花　著

化学工业出版社

·北京·

内 容 简 介

本书以谷糠抗肿瘤活性蛋白FMBP的发现及抗结直肠癌机理为主线，首次翔实地介绍了谷糠源活性蛋白FMBP的发现过程、生物学特性及体内外抗结直肠癌潜力，揭示了FMBP抗结直肠癌效应的靶向作用机理，构建了重组FMBP的克隆及原核工程菌表达系统，并发现FMBP除了具有抗结直肠癌活性外，还具有使结直肠癌化疗增敏的效果。

本书可供从事生物及医药类研发的技术人员参考，也可供大专院校生物技术、药学等相关专业的师生阅读。

图书在版编目（CIP）数据

谷糠活性蛋白FMBP的发现与靶向抗结直肠癌机理研究/单树花著.—北京：化学工业出版社，2022.2
ISBN 978-7-122-40422-0

Ⅰ.①谷… Ⅱ.①单… Ⅲ.①谷蛋白-应用-结肠癌-投药法②谷蛋白-应用-直肠癌-投药法 Ⅳ.①R735.353

中国版本图书馆CIP数据核字（2021）第250207号

责任编辑：冉海滢　刘　军　　　　　　　文字编辑：李娇娇
责任校对：边　涛　　　　　　　　　　　装帧设计：王晓宇

出版发行：化学工业出版社（北京市东城区青年湖南街13号　邮政编码100011）
印　　装：北京科印技术咨询服务有限公司数码印刷分部
710mm×1000mm　1/16　印张11　字数188千字
2022年8月北京第1版第1次印刷

购书咨询：010-64518888　　　　　　　　售后服务：010-64518899
网　　址：http://www.cip.com.cn
凡购买本书，如有缺损质量问题，本社销售中心负责调换。

定　　价：88.00元　　　　　　　　　　　版权所有　违者必究

前言

国内外研究显示，植物源抗肿瘤活性蛋白具有活性高、靶点明确、特异性强及毒性低等优点，是一类极具发展前景的肿瘤治疗药物。因此，从植物中提取具有抗肿瘤功能的活性蛋白，进而开发成抗肿瘤产品成为当下医学领域的研究热点。谷子属一年生禾本科植物，起源于我国黄河流域，是我国的主要粮食作物。谷子副产品谷糠蛋白质含量丰富，过敏性低，营养价值较高，是一类优质的蛋白质资源，具有很好的医药开发潜力，但目前关于谷糠蛋白在抗肿瘤活性方面的研究尚属空白。本书以谷糠抗肿瘤活性蛋白 FMBP 的发现及抗结直肠癌机理为主线，首次翔实地介绍了 FMBP 的发现过程、生物学特性、抗结直肠癌潜力及靶向作用机理等，揭示了 FMBP 具有研发为靶向抗结直肠癌药物的应用潜力。

本书共包括 11 章，第 1 章主要介绍了植物源抗肿瘤活性蛋白的研究现状、临床应用前景及谷糠蛋白的营养价值、医药功效；第 2 章介绍了谷糠抗肿瘤活性蛋白（FMBP）的发现历程；第 3 章介绍了 FMBP 对结直肠癌细胞增殖及细胞凋亡的影响；第 4 章介绍了 FMBP 通过诱导细胞氧化应激发挥靶向抗结直肠癌作用；第 5 章介绍了 FMBP 对癌细胞迁移的影响；第 6～7 章从体内验证了 FMBP 对裸鼠皮下结直肠癌模型和炎症相关结直肠癌小鼠模型肿瘤生长的抑制效应；第 8～9 章介绍了 FMBP 能够通过阻断甘油磷脂代谢路径抑制炎症相关结直肠癌细胞生长；第 10 章揭示了 FMBP 抗结直肠癌效应的分子靶点；第 11 章介绍了重组 FMBP 的克隆、构建及原核表达纯化过程，证明重组 FMBP 的抗结直肠癌活性。本书为谷糠活性蛋白 FMBP 未来开发为新型结直肠癌靶向药物及相关结直肠癌化疗增敏药物制剂提供了理论依据。书中部分图片嵌入下列二维码中，读者扫码即可参阅。

本书的出版得到了国家自然科学基金青年科学基金项目（31500630）、山西省青年科技研究基金项目（2015021200）及山西省高校科技创新计划项目（2015175）的支持。在项目研究期间得到山西大学李卓玉教授的悉心指导、大力支持和帮助，在此表示衷心的感谢！由于水平和时间所限，本书疏漏之处在所难免，恳请专家、读者提出宝贵意见，以使本书不断完善。

单树花

2022 年 2 月

目录

第 1 章
绪论   001

1.1 植物蛋白概述   001
1.2 植物源抗肿瘤活性蛋白的研究进展   002
1.3 植物源蛋白的抗肿瘤效应机制   004
1.4 植物抗肿瘤蛋白的临床应用现状   010
1.5 谷子及其副产物谷糠的营养价值   011
1.6 国内外谷子及谷糠蛋白质的研究现状   012
参考文献   014

第 2 章
谷糠抗肿瘤活性蛋白（FMBP）的发现及鉴定   023

2.1 FMBP 的分离纯化及生物学特性表征方法   024
2.2 谷糠蛋白 FMBP 的纯化鉴定及抗结直肠癌活性   029
参考文献   034

第 3 章
FMBP 在细胞模型上的抗结直肠癌活性   037

3.1 FMBP 影响细胞周期及细胞增殖能力的检测方法   038
3.2 FMBP 对细胞凋亡诱导能力的检测方法   041
3.3 FMBP 通过诱导细胞周期阻滞抑制结直肠癌细胞增殖   043
3.4 FMBP 通过 caspases 依赖的路径诱导结直肠癌细胞凋亡   046
参考文献   052

第 4 章
FMBP 通过诱导细胞氧化应激发挥靶向抗结直肠癌作用　055

4.1　ROS 抑制剂（NAC）逆转 FMBP 抗结直肠癌活性的检测方法　056

4.2　FMBP 干预细胞内氧化应激相关指标的测定方法　057

4.3　FMBP 抑制结直肠癌细胞存活和集落形成能力　060

4.4　FMBP 诱导了结直肠癌细胞的氧化应激效应　061

4.5　FMBP 靶向抗结直肠癌效应的作用机理　067

参考文献　068

第 5 章
FMBP 抑制结直肠癌细胞迁移的作用及机理　073

5.1　FMBP 干预结直肠癌细胞迁移能力的检测方法　073

5.2　筛选过表达 STAT3 基因的 DLD1 稳定株的方法　075

5.3　FMBP 通过抑制 STAT3 介导的 EMT 效应发挥抗结直肠癌迁移效应　078

5.4　FMBP 抑制结直肠癌细胞迁移效应的分子机理　083

参考文献　084

第 6 章
FMBP 在裸鼠体内的抗结直肠癌效应研究　088

6.1　在裸鼠模型中验证 FMBP 抗结直肠癌效应的检测方法　088

6.2　FMBP 对裸鼠皮下肿瘤生长的抑制效应　090

参考文献　095

第 7 章
FMBP 对小鼠炎症相关结直肠癌（CAC）的抑制效应　096

7.1　FMBP 抑制小鼠 CAC 生长的检测方法　096

7.2　FMBP 对小鼠 CAC 生长的抑制效应　098

参考文献　103

第 8 章
FMBP 对 CAC 小鼠甘油磷脂（GPL）代谢的调控效应　105

8.1　FMBP 干预 CAC 小鼠代谢路径的分析方法　106
8.2　FMBP 抑制 CAC 小鼠的 GPL 代谢路径　107
参考文献　114

第 9 章
细胞水平验证 FMBP 调控甘油磷脂代谢的效应机理　117

9.1　GPL 代谢酶抑制剂影响结直肠癌细胞活力的检测方法　117
9.2　FMBP 干预结直肠癌细胞 GPL 代谢相关指标的检测
　　方法　118
9.3　NAC 干预结直肠癌细胞内 GPL 代谢的检测方法　120
9.4　FMBP 抑制结直肠癌细胞的 GPL 代谢　121
9.5　NAC 能够逆转 FMBP 对 GPL 代谢的抑制效应　125
9.6　FMBP 通过重塑 GPL 代谢抑制结直肠癌的效应机理　127
参考文献　129

第 10 章
FMBP 抗结直肠癌效应的分子靶点研究　131

10.1　FMBP 抗结直肠癌分子靶点的鉴定方法　131
10.2　FMBP 结合 csGRP78 调控下游信号通路的分析方法　135
10.3　体内验证 csGRP78 是 FMBP 抗结直肠癌分子靶点的
　　　测定方法　136
10.4　csGRP78 是 FMBP 抗结直肠癌效应的分子靶点　137
10.5　FMBP 通过结合结直肠癌细胞膜表面的 csGRP78 抑制
　　　STAT3 的磷酸化　145
10.6　体内验证 csGRP78 是 FMBP 抗结直肠癌的分子靶点　147
10.7　FMBP 结合 csGRP78 发挥抗结直肠癌效应的分子机制　150
参考文献　151

第 11 章
重组谷糠过氧化物酶 FMBP 的克隆、表达及抗结直肠癌活性　154

11.1　重组 FMBP（Re-FMBP）的构建、克隆表达及纯化方法　155

11.2　Re-FMBP 抗结直肠癌活性鉴定方法　159

11.3　重组 FMBP 的构建、克隆表达及纯化结果分析　161

参考文献　165

第1章

绪论

1.1
植物蛋白概述

蛋白质（protein）是由 L-氨基酸按一定顺序结合形成一条多肽链，再由一条或一条以上的多肽链按照其特定方式结合而成的高分子化合物，是生命存在的物质基础，也是人们生活中不可缺少的营养物质。构成蛋白质的氨基酸一般为 20 种，其中 8 种氨基酸是人体自身不能合成或合成速度不能满足需求、必须从食物中获取的，称之为必需氨基酸，分别为苏氨酸、亮氨酸、异亮氨酸、甲硫氨酸、色氨酸、赖氨酸、苯丙氨酸、缬氨酸。随着人口数量的增长和人民物质生活水平的提高，动物蛋白已日渐不能满足日常生活的需求，特别是一些发达国家出现日常生活中动物蛋白摄入过量导致肥胖、糖尿病、心血管疾病等发病率增加的问题[1]。因此，近年来国内外开始重视植物蛋白的开发，植物蛋白是人类最主要的蛋白质资源之一，对人体生理代谢以及膳食结构的调节具有重要作用。

国内外研究表明：植物蛋白具有降低胆固醇、预防心血管疾病、抗肿瘤、抑菌、改善慢性肾病及延缓衰老等多重生理活性，是一类在医药产品中具有广泛应用前景的优质蛋白资源[1]。植物蛋白是从植物中提取纯化获得的蛋白质，与动物蛋白相比，营养成分相似，更易于消化，是人类膳食蛋白的重要来源[2]。目前国外植物蛋白相关产品开发较多，而国内还处于初始研究阶段。我国是谷物生产大国，具有丰富的植物蛋白资源。植物蛋白来源广泛、廉价、营养价值高、供应稳定，它所具有的优良特点也已经被逐渐应用于食品医药领域的各个方面。深入了解植物蛋白的营养价值和功能特性，充分利用植物蛋白，提高蛋白利用率，使之具有更高的营养功能性和生理活性，已成为当前国内外植物蛋白开发利用的主要研究方向。

1.2

植物源抗肿瘤活性蛋白的研究进展

恶性肿瘤是导致人类死亡的首要疾病之一[3]。目前对于癌症的治疗方法主要有化学疗法、手术及放射疗法[4~6]。化学疗法和放射疗法对机体有潜在的毒副作用，如减弱机体的免疫力，病人在治疗后易感染，放射线也会致癌[7,8]；虽然手术疗法对机体伤害较小，但并不是所有癌症病人都适合手术治疗[9]。因此，从天然产物中寻找高效、毒性低的抗肿瘤药物一直是肿瘤学家关注的焦点。目前，多种具有抗肿瘤活性的蛋白或多肽已经从药食同源的植物和一些药用植物中分离获得，主要包括三大类：① 植物凝集素（lectin），是一类具有特异糖结合活性的蛋白，具有一个或多个可以与单糖或寡糖特异可逆结合的非催化结构域。凝集素最大的特点在于它们能识别糖蛋白和糖脂，特别是细胞膜中复杂结构的糖链。② 核糖体失活蛋白质（ribosome inactivating protein，RIP），能使核糖体大亚基核糖体核糖核酸（rRNA）断链以致核糖体失活的蛋白质。③ 丝氨酸蛋白酶抑制剂，如胰蛋白酶抑制剂，在人体、动物和植物中都有分布，主要功能是抑制胰蛋白酶的分泌。科学家们在豆类、谷类、油料作物等植物中发现了多种胰蛋白酶抑制剂。胰蛋白酶抑制剂的抗肿瘤作用主要通过调控细胞周期、抑制肿瘤细胞增殖、促进肿瘤细胞凋亡或抑制肿瘤细胞侵袭等实现；胰凝乳蛋白酶抑制剂，广泛存在于微生物、豆科植物、禾本科植物、节肢动物和哺乳动物等的体内，主要作用是降低、阻止或停止胰凝乳蛋白酶活性，具有多种生物学活性。目前已发现的具有抗肿瘤活性的植物蛋白如表 1-1 所示。

表 1-1　植物源蛋白的抗肿瘤活性

蛋白来源	蛋白缩写	蛋白性质	抗肿瘤活性
多花黄精	PCL	植物凝集素	人乳腺癌 MCF-7 细胞[10]；人黑素素瘤 A375 细胞[11]；人纤维肉瘤 L929 细胞[12,13]
豆科植物	ConA	植物凝集素	人乳腺癌 MCF-7 细胞[14]
苦参	SFL	植物凝集素	人乳腺癌 MCF-7 细胞[14]
桑叶	MLL	植物凝集素	人乳腺癌 MCF-7 和结直肠癌 HCT-15 细胞[15]
槲寄生	VAA	植物凝集素	人慢性粒细胞白血病 U937 细胞[16]
玉竹	POL	植物凝集素	人非小细胞肺癌 A549 细胞[17]；鼠纤维肉瘤 L929 细胞[18]

蛋白来源	蛋白缩写	蛋白性质	抗肿瘤活性
百脉根	LCL	植物凝集素	人白血病 THP-1 和肺癌 HOP62 和结直肠癌 HCT116 细胞[19]
羊耳蒜	LNL	植物凝集素	人乳腺癌 MCF-7 细胞[10]
麦冬	OJL	植物凝集素	人乳腺癌 MCF-7 细胞[10];人纤维肉瘤 L929 细胞[13]
麦芽	WGA	植物凝集素	人胰腺癌细胞[20];人慢性粒细胞白血病 U937 细胞[16]
稻糠	RBA	植物凝集素	人慢性粒细胞白血病 U937 细胞[16]
槲寄生	VCA	植物凝集素	人乳腺癌 MCF-7 and MDA-MB231 细胞[21];人肝癌 Hep3B 细胞[22]
苦瓜	MC2	核糖核酸酶	人肝癌 HepG2 细胞[23];人乳腺癌 MCF-7 细胞[24]
	α-MMC	核糖体失活蛋白质I	人鼻咽癌 CNE2 和 HONE1 细胞[25]
	MAP30	核糖体失活蛋白质I	人肝癌 HepG2 细胞[26]
	MCL	核糖体失活蛋白质I	人鼻咽癌细胞[27]
	MCP30	核糖体失活蛋白质I	人前列腺癌 PIN 和 PCa 细胞[28]
南瓜	CUS	核糖体失活蛋白质I	人胰腺癌 BxPC-3 细胞[29]
天花粉	TCS	核糖体失活蛋白质 I	人乳腺癌 MDA-MB-231 和 MCF-7 细胞[30,31];人结直肠癌 SW620 细胞[32];人宫颈癌 HeLa 细胞[33];人绒毛癌 JAR 细胞[34]
蓖麻	RTA RTB	核糖体失活蛋白质I	人宫颈癌 HeLa 细胞[35]
鱼木属	CrataBL	胰蛋白酶抑制剂	人前列腺癌 DU145 和 PC3 细胞[36]
荞麦	BWI-1 BWI-2a	胰蛋白酶抑制剂	急性淋巴性白血病 TALL 细胞[37]
苦荞麦	TBWSP31	—	人乳腺癌 Bcap37 细胞[38]
大豆	BBI	蛋白酶抑制剂	人骨肉瘤 U2OS 细胞[39];鼠肉瘤 M5076 细胞[40];人乳腺癌 MCF-7 细胞[41];人前列腺癌细胞[42];人结直肠癌 HT-29 细胞[43]
	KTI	胰蛋白酶抑制剂	鼠肺癌 3LL 细胞;人卵巢癌 HRA 细胞[44,45]
豇豆	BTCI	胰蛋白酶、胰凝乳蛋白酶抑制剂	人乳腺癌 MCF-7 细胞[46]
三色堇	—	—	人 U251,MDA-MB-231,A549,DU145 和 BEL-7402 癌细胞[47]
土木鳖	MCoCC-1	—	人黑色素瘤 MM96L 细胞[48]
土茯苓	—	—	MBL2 和 PU5 细胞[49]

蛋白来源	蛋白缩写	蛋白性质	抗肿瘤活性
巴西盾柱木	PDTI	—	大鼠淋巴瘤 Nb2 细胞[50]
甘薯	SPP	—	人结直肠癌 HCT-8 细胞；小鼠肺转移 3LL 细胞[51]

1.3
植物源蛋白的抗肿瘤效应机制

1.3.1 植物蛋白抑制肿瘤细胞周期进程

细胞周期指从细胞分裂结束开始，到下一次细胞分裂结束为止的过程，是细胞生命活动的基本过程。一个细胞周期被划分为四个时期，分别为：G_0/G_1 期（DNA 合成准备期）、S 期（DNA 合成期）、G_2 期（蛋白质合成期）、M 期（细胞分裂期）（图 1-1A、图 1-1B）[52,53]。细胞周期有着非常复杂和严格的调控程序，有大量信号分子参与其中。其核心是细胞周期蛋白依赖性激酶（CDK），具有典型的周期性和时相特异性，负责激活 CDK 的细胞周期依赖蛋白 cyclins 和细胞周期蛋白激酶的抑制剂 CKI[53,54]。不同的 CDK 结合不同的周期蛋白，进而调控细胞周期的不同时相。CDK 与周期蛋白的配对关系如图 1-1C 所示[55]。在正常细胞中，细胞周期在运转的过程中有一系列的检查点进行严格监控。这些检验点主要在四个周期发挥作用，分别是：G_1/S 期检查点，S 期检查点，G_2/M 期检查点，中/后期检查点（又称纺锤体组装检查点[54,56]）。在肿瘤细胞中，由于细胞周期监控缺陷，检查点调控因子异常，致使细胞周期紊乱，细胞增殖失控。因此，一些抗癌药物可以通过调控周期检查点的关键因子，直接或间接诱导细胞周期阻滞，抑制肿瘤细胞增殖。

植物来源的抗肿瘤蛋白对肿瘤细胞周期有特异的阻断作用。近年来的研究表明，植物来源蛋白主要通过以下三个时相诱导肿瘤细胞周期发生阻滞。

（1）G_0/G_1 期　相关文献显示，绝大多数植物蛋白能够诱导肿瘤细胞周期阻滞在 G_0/G_1 期，进而抑制细胞增殖，发挥其抗肿瘤效应。如，天花粉来源活性蛋白 TCS[30,31]、桑叶来源的凝集素蛋白 MLL[15]、多花黄精凝

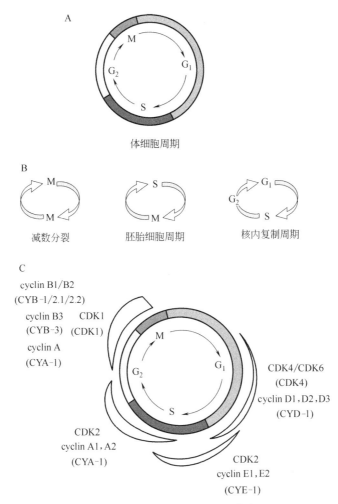

图 1-1 细胞周期的不同时期[53]

集素 PCL[10]、麦冬凝集素 OJL[10]、羊耳蒜凝集素 LNL[10]、刀豆蛋白 concanavalin A、苦参来源的 SFL[14]、大豆来源的胰蛋白酶抑制剂 BBI[41] 和苦荞麦来源的胰蛋白酶抑制剂 TBWSP31[38] 等。苦瓜凝集素蛋白 MCL 通过负调控 p53 和 p21 蛋白的表达，进而下调细胞周期 G_1/S 期检验点的关键分子，CDK4 激酶依赖蛋白 cyclinD1 蛋白和视网膜母细胞癌基因产物 Rb 蛋白的表达水平，使鼻咽癌 CNE-1 和 CNE-2 细胞周期在 G_0/G_1 期阻滞[27]；而苦瓜来源的 α-MMC 则通过抑制 AKT 介导的 GSK-3α 和 GSK-3β 的活性使鼻咽癌细胞株 CNE-2 的细胞周期阻滞在 G_0/G_1 期[25]。百脉根来源的凝集素 LCL，能够诱导人白血病细胞株 THP-1 的细胞周期在 G_0/G_1 期阻滞[19]。南瓜来源的核糖体失活蛋白 cucurmosin 能够诱导胰腺癌细胞株 Bx-PC-3 的细胞周期在 G_0/G_1 期阻滞[29]。玉竹来源的凝集素 POL 能诱导非小细胞性肺癌细胞株 A549 和小鼠纤维肉瘤细胞株 L929 的细胞周期在 G_0/G_1 期阻滞[17,18]。槲寄生来源的 VAA 蛋白可诱导人白血病细胞株 U937 细胞周期在 G_0/G_1 期阻滞[16]。以上研究表明：不同植物来源的抗肿瘤蛋白可通过诱导肿瘤细胞周期阻滞在 G_0/G_1 来抑制肿瘤细胞生长。

（2）S 期　熊高准等研究发现天花粉蛋白 TCS 通过阻断结直肠癌 SW-620[32] 及宫颈癌 HeLa 细胞[33] 的细胞周期 S 期来抑制细胞增殖。Fang 等[23,26] 研究表明，苦瓜来源的 MAP30 和 MC2 蛋白能够使肝癌 HepG2 的细胞周期阻滞在 S 期，从而抑制 HepG2 细胞的生长；苦瓜来源的 α-MMC 处理鼻咽癌细胞株 HONE1，可使其在 S 期阻滞[25]。另外，豇豆来源的 BTCI 蛋白[46] 和槲寄生来源的凝集素 VCA[21] 均能使乳腺癌 MCF-7 细胞周期阻滞在 S 期。

（3）G_2/M 期　Miyoshi 等[16] 研究表明，小麦胚芽凝集素 WGA 和大米米糠来源的凝集素 RBA，能够诱导人白血病细胞株 U937 细胞周期在 G_2/M 期阻滞；蓖麻毒蛋白（ricin）能够诱导 HeLa 细胞在 G_2/M 期阻滞[35]。豇豆来源的 BTCI，同时具有胰蛋白酶和胰凝乳蛋白酶抑制剂的活性，诱导乳腺癌 MCF-7 细胞在 G_2/M 期阻滞[46]，从而抑制乳腺癌细胞的生长。

以上研究表明：植物来源的活性蛋白可以影响肿瘤细胞周期调节因子，致使细胞周期阻滞和细胞增殖停止，从而达到抑制肿瘤细胞生长的目的。

1.3.2　植物蛋白诱导细胞凋亡的效应机制

细胞凋亡即细胞程序性死亡（PCD），是正常有机体清除衰老细胞和无能细胞的一种防御机制，能够维持正常细胞的新陈代谢平衡[57,58]。细胞凋亡典型的形态学特征：凋亡启动后首先细胞形态开始变圆，随后细胞附着消失，细胞与细胞间连接脱离，胞质浓缩，核染色质出现高度密集，并聚集在核膜周边；进一步可以观察到核仁裂解，核内出现典型的空泡结构，核膜内陷，最后自行分割成多个"玫瑰花瓣"的凋亡小体（图 1-2）。

（1）植物蛋白通过半胱氨酸蛋白酶（caspases）依赖的路径诱导肿瘤细胞凋亡　caspases 家族在肿瘤细胞的凋亡过程中扮演了非常关键的角色。caspases 家族成员根据其在凋亡过程中的角色分为两类：①凋亡的启动者包括 caspase-8、caspase-10、caspase-9、caspase-2；②凋亡的执行者包括

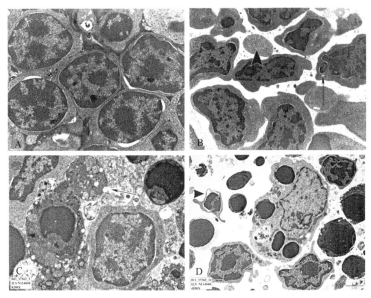

图 1-2　电镜下观察细胞凋亡过程形态特征[59]

caspase-3、caspase-6、caspase-7[60]。caspases 家族蛋白在正常细胞内均以非活性的酶原状态存在，在外来蛋白信号的刺激下，剪切激活上游的起始caspases，通过级联反应，执行者 caspases 也被切割激活，水解靶蛋白，导致细胞凋亡[61]。

　　caspases 依赖的凋亡途径包括：①死亡受体途径。死亡受体介导的凋亡途径主要由 caspase-8 启动[62]。细胞外的因子和抗癌药物等，以配体的形式与细胞膜上的死亡受体 DRs 结合而激活该路径。死亡配体与受体结合后传递死亡信号，招募 Fas 与其配体 FasL 结合，与接头蛋白 FADD 偶联，构成死亡诱导信号复合体（DISC），进而激活前体 caspase-8。caspase-8 被激活后，由细胞种类决定其下游凋亡路径。一类细胞内激活的 caspase-8 直接激活下游的凋亡执行者 caspase-3，caspase-6，caspase-7，而另一类细胞激活的 caspase-8 先剪切 BID，然后再激活线粒体介导的凋亡途径[63]。②线粒体介导的内源性途径。内源性凋亡指线粒体介导的凋亡，主要通过 caspase-9 启动[64]。各种不良环境，比如生长因子缺乏、细胞骨架损坏、DNA 损伤、未折叠蛋白积累、低氧胁迫和其他因素等，均可诱导线粒体膜通透能力增加，释放各种信号分子，如细胞色素 c、Ca^{2+} 等。随后细胞色素 c、Apaf-1 与 pro-caspase-9 组成凋亡复合体（apoptosome），导致 caspase-9 被激活[65]；caspase-9 再激活下游的凋亡执行者 caspase-3，caspase-6，caspase-7，导致细胞凋亡，如图 1-3 所示。

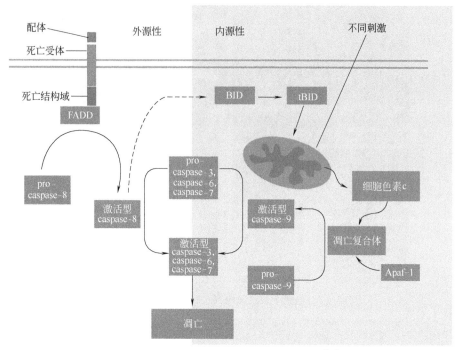

图 1-3　细胞凋亡的内源性和外源性途径[60]

　　相关研究显示，许多植物来源的抗肿瘤蛋白能够通过 caspases 依赖的途径来诱导肿瘤细胞凋亡，如多花黄精凝集素 PCL[10] 和麦冬凝集素 OJL[10]，诱导鼠纤维肉瘤 L929 和乳腺癌 MCF-7 细胞凋亡；羊耳蒜凝集素 LNL[10]、桑叶来源的凝集素蛋白 MLL[15] 和豇豆来源的 BTCI 蛋白[46]，诱导乳腺癌 MCF-7 细胞凋亡；桑叶来源的凝集素蛋白 MLL[15] 诱导结直肠癌 HCT-5 细胞凋亡等。一些植物蛋白能够通过线粒体介导的内源性途径来诱导细胞凋亡，如鱼木属来源的 CrataBL 蛋白[36] 诱导人前列腺癌细胞株 DU145 和 PC3 细胞中的细胞色素 c 从线粒体中释放，进而激活 caspase-3，执行细胞凋亡；刀豆蛋白 concanavalin A 和苦参凝集素蛋白 SFL[14]，在乳腺癌细胞 MCF-7 内通过上调促凋亡蛋白 Bax 和 Bid，下调抗凋亡蛋白 Bcl-2 和 Bcl-XL，使其线粒体膜电位下降，细胞色素 c 释放，激活 caspase-9 和 caspase-3，诱导 MCF-7 细胞凋亡。另外，多数植物蛋白在诱导肿瘤细胞凋亡过程中，同时激活死亡受体介导的外源性途径和线粒体介导的内源性途径，如苦瓜来源的核糖体失活蛋白 MCL[27]、MAP30[26]、α-MMC[25] 和核糖核酸酶 MC2[24]，玉竹来源的凝集素 POL[18] 等。

　　(2) 植物蛋白通过增加活性氧的积累诱导肿瘤细胞凋亡　机体内的活性

氧（ROS）包括自由基分子和一些自由基衍生物，自由基分子主要包括一个或多个未配对电子[66]。细胞内的 ROS 主要有三种来源：电子传递链过程中发生电子渗漏；NAPDH 氧化酶可氧化 O_2 生成 O_2^-·；黄嘌呤氧化酶可催化 O_2 生成 O_2^-·。研究表明：ROS 在正常细胞生命活动过程中扮演第二信使的角色[67~69]。在正常生理条件下产生的 ROS 可通过机体内的自由基清除系统清除。机体内的自由基清除体系分为：酶系统和非酶系统。酶系统主要包括超氧化物歧化酶（SOD）负责催化将 O_2^-· 生成 H_2O_2，而谷胱甘肽过氧化物酶（GSH-Px）、过氧化物酶（POD）和过氧化氢酶（CAT）等负责将 H_2O_2 转换成无毒的 H_2O[70~72]；非酶系统包括谷胱甘肽（GSH）、β-胡萝卜素（β-carotene）、维生素 C、维生素 E 等[70]。在正常细胞内，ROS 和自由基清除系统共同维持机体的氧化与抗氧化的稳态平衡；而在肿瘤细胞内，这种平衡被破坏，ROS 含量升高，使细胞处于氧化应激状态。Stone 等研究表明，肿瘤细胞内的氧化应激基底水平较正常细胞高。外来因素如化疗药物等作用于肿瘤细胞后，诱导其产生额外的氧化应激，使得细胞的氧化应激能力达到凋亡的阈值，细胞凋亡；正常细胞中，由于 ROS 基底水平低，使其对氧化应激有更强的耐受（图 1-4）。干预肿瘤细胞产生的过量的 ROS，维持机体内氧化与抗氧化的稳态平衡，一直是肿瘤靶向治疗的热点。

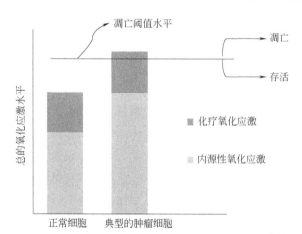

图 1-4　化疗药物对不同细胞氧化应激能力的影响[73]

已有多个研究表明，一些药物可以通过诱导肿瘤细胞内产生过量的 ROS，介导相关信号通路而诱导细胞凋亡。Liu 等研究表明，多花黄精凝集素 PCL 与细胞膜上的甘露糖受体结合，诱导线粒体释放过量的 ROS，随后激活 p38 和 p53，促进线粒体膜电位下降，细胞色素 c 释放，caspase-9 和 caspase-3 激活，导致黑色素瘤细胞 A375 细胞凋亡。天花粉核糖体失活蛋白

TCS 诱导绒毛膜癌细胞 JAR 凋亡、槲寄生来源的凝集素 VCA 诱导人肝癌 Hep3B 细胞凋亡，主要是通过诱导细胞内产生过量 ROS，致使线粒体膜电位下降，细胞色素 c 释放，激活 caspase-9 介导的内源性凋亡途径，导致执行凋亡的 caspase-3 激活和细胞凋亡。因此，活性氧在植物蛋白诱导肿瘤细胞凋亡的过程中扮演着重要角色。

1.3.3　植物蛋白抑制细胞的浸润和迁移

近年来国内外研究显示，一些植物蛋白能够抑制肿瘤迁移和浸润。大豆来源的胰蛋白酶抑制剂 KTI，能够通过 UPA 信号通路抑制肿瘤细胞迁移。Li 等于 2013 年研究发现甘薯来源的胰蛋白酶抑制剂 SPP 在体外能抑制结直肠癌 SW480 细胞转移。将肺癌转移 3LL 细胞株移植在 C57 BL/6 鼠皮下，用甘薯蛋白 SPP 给药治疗，结果显示 SPP 在体内能显著抑制 3LL 细胞转移。另外，天花粉蛋白 TCS、百脉根凝集素 LCL 蛋白均能抑制肿瘤细胞迁移，但其作用机制还不清楚。因此，植物蛋白抗肿瘤细胞转移的作用机理有待进一步深入研究。

1.4
植物抗肿瘤蛋白的临床应用现状

1.4.1　植物凝集素的抗肿瘤临床应用

关于植物凝集素在抗肿瘤方面的临床应用，目前主要集中在将植物凝集素作为免疫佐剂或载体制剂方面。在药物研发中，利用植物凝集素与糖链特异性结合的特性，可以使药物靶向结合到相应的肿瘤细胞表面[74]。许多肿瘤组织中都存在异常的糖基化，从而可以将载有抗癌药物的纳米颗粒表面连接上植物凝集素或者抗体，进一步将药物靶向结合到肿瘤细胞表面，以增强对肿瘤细胞的杀伤力，减少副作用[74,75]。

目前应用于临床的凝集素主要是从槲寄生属植物中提取分离纯化得到槲寄生凝集素，具有抗肿瘤、免疫调节等生物活性。近几十年来对白果槲寄生（*Viscum album*）和韩国槲寄生（*V. album* L. var. *coloratum*）的凝集素进行了大量研究，并开发出以凝集素为主要活性成分的槲寄生制剂，已用于临床。富含凝集素的欧洲槲寄生制剂在临床上常用于乳腺癌[76,77]、非肌肉浸润性膀胱癌[78]、胰腺癌[79]、大肠癌[80]等的辅助治疗。Pelzer F 等[76] 将95 例乳腺癌患者随机分为 3 组，一组接受 6 个周期的 CAF 治疗（环磷酰胺、阿霉素和 5-氟尿嘧啶联合用药），另外两组在接受 CAF 治疗的同时，分别采用欧洲槲寄生制剂 Helixor A，Iscador M Spez 进行辅助治疗。通过18 周的化疗和 5 年的随访，发现槲寄生制剂辅助治疗能降低疼痛、缓解食欲减退等症状；另外除了在注射部位产生的局部炎症性皮肤反应外，未发现与槲寄生制剂相关的不良反应。Tröger W 等[79] 将 220 例患有局部晚期或转移性胰腺癌的患者分为对照组（110 例，不进行抗肿瘤治疗）和实验组（110 例，每周 3 次皮下注射 0.01～10mg 槲寄生制剂 Iscador® Qu spezial），研究结果表明：Iscador® Qu spezial 可延长局部晚期或转移性胰腺癌患者的生存期，并减少癌症相关症状的发生。

1.4.2 植物核糖体失活蛋白质的抗肿瘤临床应用

植物核糖体失活蛋白质（RIP）具有相对选择性的抗肿瘤活性，尤其是RIP 对肿瘤细胞具有靶向性和高杀伤效应，这为其临床应用奠定了基础[81]。目前国内外许多学者仍致力于从植物中分离新的 RIP 并对其结构和功能进行研究，进一步探索其抗肿瘤作用，Ⅰ 型 RIP 的代表药是天花粉蛋白（TCS），它提取自我国传统中药葫芦科植物栝楼的根块，是国际上第一个完成一级结构测定的 RIP。TCS 可以直接作用于绒毛滋养叶细胞并使之变性坏死，最早被用于中期引产，继而于 20 世纪 70 年代开始用于治疗恶性滋养叶细胞肿瘤，并取得良好的疗效[82]。随后 TCS 引发广泛的研究，结果显示其对许多肿瘤细胞均具有很好的杀伤作用。如 TCS 可诱导人慢性粒细胞白血病细胞株 K562[83]、人早幼粒白血病细胞 HL-60[84] 和胃癌细胞 MKN-45[85] 凋亡。体内实验显示，TCS 可抑制人结直肠癌细胞在裸鼠体内的生长，最高抑瘤率达 41.20%，而且毒性实验证实，有效量与毒性剂量相差甚远，提示 TCS 在体内的有效剂量安全度佳[86]。TCS 有望成为理想的抗肿瘤新药，为癌症患者带来福音。

1.5
谷子及其副产物谷糠的营养价值

谷子（*Setaria italica*）起源于我国北方，属于一年生禾本科植物，至今已有 4000 多年的历史[87,88]。我国谷子常年种植面积约 300 万公顷，总产量约 500 万吨，居世界第 1 位[89]。华北为主要产区，山西是谷子的主要产地。据我国明代伟大医学家和药学家李时珍所著的《本草纲目》中记载："粟米气味咸，微寒无毒，养肾气，去脾胃中热，益气，陈者苦寒，治胃热消渴，利小便。"近年来国内外的研究也表明，小米及米糠营养成分丰富，医疗功效显著，可以作为一种药食同源的食品。谷子营养成分丰富，主要包括碳水化合物、蛋白质和氨基酸、脂肪及脂肪酸、粗纤维、维生素、矿物质和微量元素等。其中碳水化合物含量为 63%，蛋白质含量为 11%，脂肪含量为 4%，粗纤维含 7%[90]。小米蛋白质中含有丰富的色氨酸、甲硫氨酸，它们都是人体的必需氨基酸。小米中不饱和脂肪酸、亚油酸、亚麻酸等脂肪酸的含量高达 85.75%，有益于防止动脉硬化；此外，小米中维生素和矿物质的含量也较其他谷物高，有益于提高人体的免疫力，预防一些免疫性疾病的发生，如皮肤病、大骨节病等[91]。

谷子加工成小米过程中脱下的壳称为谷糠。谷糠与谷物同性，功同米而优于米，补而不滞，温而不燥。谷糠中含有丰富的甘油三酯、脂蛋白、维生素、葡萄糖、纤维素以及微量元素等，能够排出人体内的毒素，有健脑、补肾、强身等作用[92,93]。《黄帝内经》认为"谷气通于脾"，谷糠味甘，性平，偏于补气，具有益气健脾、养血安神、补肾健脑之功效。经常食用谷糠，可以增强人体的免疫功能，防病健身。

1.6
国内外谷子及谷糠蛋白质的研究现状

谷子副产品谷糠中蛋白质含量丰富，平均含量达 18%。研究显示：谷糠蛋白是已知谷物中过敏性最低的蛋白质，并且其必需氨基酸的构成接近 FAO/WHO 推荐的标准模式[94]，如甲硫氨酸、亮氨酸等，营养价值较高，适合作为亚健康人群的营养补充剂。来源于谷子和谷糠的蛋白质及生物活性肽本身除了营养特性外，还表现出广泛的功能和生物活性，如抗氧化、抗高血压、抗高血糖、抗菌、抗炎、降低胆固醇及缓解肝损伤等，具有很好的医药开发潜力（图 1-5），但目前国内外关于谷糠蛋白在抗肿瘤活性方面的研究尚属空白。

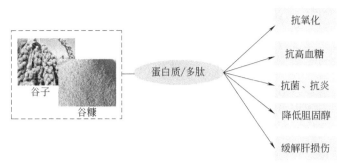

图 1-5　谷子及谷糠蛋白的医药价值

1.6.1　谷子及谷糠蛋白的抗氧化活性

Mohamed 等[95] 于 2012 年采用凝胶过滤色谱法（Sephadex G-25）法，得到了具抗氧化能力的小米蛋白水解液（DFMPH），并确定了该蛋白水解液中具抗氧化性功能蛋白的分子质量范围为 77～1042 Da。Amadou 等[96] 于 2013 年研究发现，小米提取物中的一些多肽 FFMp4、FFMp6、FFMp10 具有显著的抗氧化和抗菌活性。Agrawal 等研究发现从谷子中提取的生物活性肽能够清除自由基，减少氧化应激，具有显著的抗氧化性能[97]。

1.6.2　谷子及谷糠蛋白对慢性疾病的抑制活性

日本岩手大学 Nishizawa[98] 和印度 Anju[99] 研究发现，来源于谷类籽粒的蛋白质能显著提高血浆中高密度脂蛋白的浓度，表现出抗动脉粥样硬化的功能；同时谷类籽粒蛋白质对胆固醇的新陈代谢也有一定调整作用；Fu 等研究发现谷子中蛋白肽具有较高的胰脂肪酶抑制活性和脂氧合酶抑制活性，可缓解肥胖患者的炎症反应，减少甘油三酯积累，降低 2 型糖尿病的发病率[100]；Nishizawa 等研究表明，小米蛋白质对由 D-半乳糖胺导致的肝损伤具有良好的修复作用[101]；Chen 等研究发现谷子水解蛋白可降低血管紧张素转换酶（ACE）的活性，改善高血压并减轻相关心血管疾病[102]。

1.6.3　谷子及谷糠蛋白的抗菌活性及免疫调节活性

Joshi 等[103] 于 1998 年以脱脂粟米粉为原料，采用硫酸铵沉淀法、CM

Sephadex G50 柱色谱法，分离到了一种具有抗菌能力的半胱氨酸蛋白酶抑制剂。该蛋白的分子质量为 24kDa，pI 为 9.8。氨基酸组分数据表明，其丝氨酸和甘氨酸含量较高，不含色氨酸。该蛋白对里氏木霉菌具有明显的抵抗能力，这是首次报道粟米中含有抑菌作用的蛋白。随后 Xu 等[104] 采用 CM-Sepharose、Affi-Gel Blue Gel、Superdex 75 和 HPLC，于 2011 年从小米的干种子中纯化得到一种新的抗菌蛋白，分子质量为 26.9kDa，它能够明显抑制链格孢属菌丝的生长，其 IC_{50} 值为 $1.3\mu mol/L$。它还具有抗真菌活性，能够显著抑制绿色木霉菌、葡萄孢菌和尖孢镰刀菌的生长。这是小米中发现的第二个具抗菌功能的蛋白，但其化学本质和抗真菌作用机理还有待深入研究。于书佳的研究发现谷糠多肽可以促进免疫器官的发育，增强生物机体的免疫能力，并能够显著抑制肝损伤和肝癌病变[105]。

以上研究报道表明：来源于谷子及谷糠的蛋白及生物活性肽不但营养价值较高，而且能够改善人类健康，在包括营养不良在内的许多慢性疾病的预防中发挥着重要作用，可以作为营养食品和药品进行深度开发。

结直肠癌是常见的消化道恶性肿瘤，近年来发病率呈上升趋势，严重威胁着人类的生命，其发病率仅次于肺癌和肝癌[106]。目前的放化疗手段虽然有一定的治疗作用，但对人体产生较大的毒副作用。因此，寻找高效无毒副作用的抗肿瘤药物迫在眉睫。植物来源的蛋白类药物在治疗某些疾病方面具有活性高、特异性强、毒性低、生物功能明确等优点，使得从植物天然产物中筛选具有抗肿瘤功能的活性蛋白，进而开发成抗肿瘤产品成为当下领域内的研究热点。

谷子副产品谷糠蛋白质含量丰富，过敏性低，营养价值较高，是一类优质蛋白质资源，具有很好的医药开发潜力。谷糠蛋白及其酶解多肽具有抗氧化、抗真菌、抗炎及抗高血糖等多种生理活性功能，但国内外关于谷糠蛋白在抗肿瘤活性方面的研究报道尚属空白。本书以谷糠过氧化物酶 FMBP 的发现及其抗结直肠癌作用机理为主线，首次翔实地介绍了 FMBP 的发现过程，生物学特性，体内外抗结直肠癌效应，抗结直肠癌作用靶点及分子机理，重组 FMBP 的克隆、表达及逆转结直肠癌耐药活性等内容，揭示了 FMBP 具有研发为结直肠癌靶向药物的应用潜力，为谷糠过氧化物酶 FMBP 未来开发为结直肠癌靶向药物及相关结直肠癌化疗增敏药物制剂提供理论依据。

参考文献

［1］ LEE Y，JUNG E. Dietary soy protein and calcium reduce serum lipid and cholesterol in rats fed fat-enriched diets [J]. Preventive Nutrition and Food Science，2002，7 (4)：367-372.

[2] 易丽莎，李雨臻，吴智华，等.代表性新型植物源蛋白的应用概况 [J].植物学研究，2019，8 (2)：151-157.

[3] WORLD HEALTH ORGANIZATION. The global burden of disease：2004 update [M]. World Health Organization，2008：1-146.

[4] JHANWAR Y S，DIVGI C. Current status of therapy of solid tumors [J]. Journal of Nuclear Medicine，2005，46 (1suppl)：141S-150S.

[5] ABOU-JAWDE R，CHOUEIRI T，ALEMANY C，et al. An overview of targeted treatments in cancer [J]. Clinical therapeutics，2003，25 (8)：2121-2137.

[6] GUILLEMARD V，SARAGOVI H U. Novel approaches for targeted cancer therapy [J]. Current cancer drug targets，2004，4 (4)：313-326.

[7] CAPONIGRO F，BASILE M，DE ROSA V，et al. New drugs in cancer therapy，national tumor institute，naples，17-18 June 2004 [J]. Anti-cancer drugs，2005，16 (2)：211-221.

[8] ELSHAIKH M，LJUNGMAN M，TEN HAKEN R，et al. Advances in radiation oncology [J]. Annu Rev Med，2006，57：19-31.

[9] MINER T J. Palliative surgery for advanced cancer：lessons learned in patient selection and outcome assessment [J]. American journal of clinical oncology，2005，28 (4)：411-414.

[10] LIU B，PENG H，YAO Q，et al. Bioinformatics analyses of the mannose-binding lectins from *Polygonatum cyrtonema*，*Ophiopogon japonicus* and *Liparis noversa* with antiproliferative and apoptosis-inducing activities [J]. Phytomedicine：international journal of phytotherapy and phytopharmacology，2009，16 (6-7)：601-608.

[11] LIU B，CHENG Y，BIAN H J，et al. Molecular mechanisms of *Polygonatum cyrtonema* lectin-induced apoptosis and autophagy in cancer cells [J]. Autophagy，2009，5 (2)：253-255.

[12] LIU B，WU J M，LI J，et al. *Polygonatum cyrtonema* lectin induces murine fibrosarcoma L929 cell apoptosis and autophagy via blocking Ras-Raf and PI3K-Akt signaling pathways [J]. Biochimie，2010，92 (12)：1934-1938.

[13] ZHANG Z T，PENG H，LI C Y，et al. *Polygonatum cyrtonema* lectin induces murine fibrosarcoma L929 cell apoptosis via a caspase-dependent pathway as compared to *Ophiopogon japonicus* lectin [J]. Phytomedicine：international journal of phytotherapy and phytopharmacology，2010，18 (1)：25-31.

[14] SHI Z，CHEN J，LI C Y，et al. Antitumor effects of concanavalin A and *Sophora flavescens* lectin in vitro and in vivo [J]. Acta pharmacologica Sinica，2014，35 (2)：248-256.

[15] DEEPA M，SURESHKUMAR T，SATHEESHKUMAR P K，et al. Purified mulberry leaf lectin （MLL） induces apoptosis and cell cycle arrest in human breast cancer and colon cancer cells ［J］. Chemico-biological interactions，2012，200 （1）：38-44.

[16] MIYOSHI N，KOYAMA Y，KATSUNO Y，et al. Apoptosis induction associated with cell cycle dysregulation by rice bran agglutinin ［J］. Journal of biochemistry，2001，130 （6）：799-805.

[17] LI L N，ZHANG H D，ZHI R，et al. Down-regulation of some miRNAs by degrading their precursors contributes to anti-cancer effect of mistletoe lectin- I ［J］. British journal of pharmacology，2011，162 （2）：349-364.

[18] LIU B，ZHANG B，MIN M W，et al. Induction of apoptosis by *Polygonatum odoratum* lectin and its molecular mechanisms in murine fibrosarcoma L929 cells ［J］. Biochimica et biophysica acta，2009，1790 （8）：840-844.

[19] RAFIQ S，MAJEED R，QAZI A K，et al. Isolation and antiproliferative activity of *Lotus corniculatus* lectin towards human tumour cell lines ［J］. Phytomedicine：international journal of phytotherapy and phytopharmacology，2013，21 （1）：30-38.

[20] SCHWARZ R E，WOJCIECHOWICZ D C，PICON A I，et al. Wheatgerm agglutinin-mediated toxicity in pancreatic cancer cells ［J］. British journal of cancer，1999，80 （11）：1754-1762.

[21] HONG C E，PARK A K，LYU S Y. Synergistic anticancer effects of lectin and doxorubicin in breast cancer cells ［J］. Molecular and cellular biochemistry，2014，394 （1-2）：225-235.

[22] KIM W H，PARK W B，GAO B，et al. Critical role of reactive oxygen species and mitochondrial membrane potential in Korean mistletoe lectin-induced apoptosis in human hepatocarcinoma cells ［J］. Molecular pharmacology，2004，66 （6）：1383-1396.

[23] FANG E F，ZHANG C Z，ZHANG L，et al. In vitro and in vivo anticarcinogenic effects of RNase MC2，a ribonuclease isolated from dietary bitter gourd，toward human liver cancer cells ［J］. Int J Biochem Cell Biol，2012，44 （8）：1351-1360.

[24] FANG E F，ZHANG C Z，FONG W P，et al. RNase MC2：a new *Momordica charantia* ribonuclease that induces apoptosis in breast cancer cells associated with activation of MAPKs and induction of caspase pathways ［J］. Apoptosis：an international journal on programmed cell death，2012，17 （4）：377-387.

[25] PAN W L，WONG J H，FANG E F，et al. Preferential cytotoxicity of the type I ribosome inactivating protein alpha-momorcharin on human nasopharyngeal carcinoma cells under normoxia and hypoxia ［J］. Biochem Pharmacol，2014，

89（3）：329-339.

［26］ FANG E F，ZHANG C Z，WONG J H，et al. The MAP30 protein from bitter gourd （*Momordica charantia*） seeds promotes apoptosis in liver cancer cells in vitro and in vivo ［J］. Cancer Lett，2012，324（1）：66-74.

［27］ FANG E F，ZHANG C Z，NG T B，et al. *Momordica charantia* lectin，a type Ⅱ ribosome inactivating protein，exhibits antitumor activity toward human nasopharyngeal carcinoma cells in vitro and in vivo ［J］. Cancer prevention research （Philadelphia，Pa），2012，5（1）：109-121.

［28］ XIONG S D，YU K，LIU X H，et al. Ribosome-inactivating proteins isolated from dietary bitter melon induce apoptosis and inhibit histone deacetylase-1 selectively in premalignant and malignant prostate cancer cells ［J］. International journal of cancer Journal international du cancer，2009，125（4）：774-782.

［29］ XIE J M，WANG C F，ZHANG B M，et al. Cucurmosin induces the apoptosis of human pancreatic cancer CFPAC-1 cells by inactivating the PDGFR-β signalling pathway ［J］. Pharmacological reports，2013，65（3）：682-688.

［30］ 华芳，单保恩，赵连梅，等. 天花粉蛋白抑制人乳腺癌 MDA-MB-231 细胞生长及逆转 *syk* 基因甲基化的研究 ［J］. 肿瘤，2009，29（10）：944-949.

［31］ 丁波泥，陈道瑾，李小荣，等. 天花粉蛋白抑制乳腺癌生长的实验研究 ［J］. 实用肿瘤杂志，2008，23（4）：310-313.

［32］ 熊高准，楼建国. 天花粉蛋白对结肠癌 SW-620 细胞株增殖，黏附和迁移的实验研究 ［J］. 中成药，2012，34（3）：434-438.

［33］ 何金峰，李继承. 天花粉蛋白抑制 HeLa 细胞生长及诱导细胞凋亡之机制探讨 ［J］. 解剖学报，2006，37（3）：309-314.

［34］ ZHANG C，GONG Y，MA H，et al. Reactive oxygen species involved in trichosanthin-induced apoptosis of human choriocarcinoma cells ［J］. The Biochemical journal，2001，355（Pt 3）：653-661.

［35］ GAN Y H，PENG S Q，LIU H Y. Molecular mechanism of apoptosis induced by ricin in HeLa cells ［J］. Acta pharmacologica Sinica，2000，21（3）：243-248.

［36］ FERREIRA R D，ZHOU D，FERREIRA J G，et al. Crystal structure of *Crataeva tapia* bark protein （CrataBL） and its effect in human prostate cancer cell lines ［J］. PLOS One，2013，8（6）：e64426.

［37］ PARK S S，OHBA H. Suppressive activity of protease inhibitors from buckwheat seeds against human T-acute lymphoblastic leukemia cell lines ［J］. Applied biochemistry and biotechnology，2004，117（2）：65-74.

［38］ GUO X，ZHU K，ZHANG H，et al. Anti-tumor activity of a novel protein obtained from tartary buckwheat ［J］. International journal of molecular sciences，2010，11（12）：5201-5211.

[39] SAITO T, SATO H, VIRGONA N, et al. Negative growth control of osteosarcoma cell by Bowman-Birk protease inhibitor from soybean; involvement of connexin 43 [J]. Cancer Lett, 2007, 253 (2): 249-257.

[40] SUZUKI K, YANO T, SADZUKA Y, et al. Restoration of connexin 43 by Bowman-Birk protease inhibitor in M5076 bearing mice [J]. Oncol Rep, 2005, 13 (6): 1247-1250.

[41] CHEN Y W, HUANG S C, LIN-SHIAU S Y, et al. Bowman-Birk inhibitor abates proteasome function and suppresses the proliferation of MCF7 breast cancer cells through accumulation of MAP kinase phosphatase-1 [J]. Carcinogenesis, 2005, 26 (7): 1296-1306.

[42] TANG M, ASAMOTO M, OGAWA K, et al. Induction of apoptosis in the LNCaP human prostate carcinoma cell line and prostate adenocarcinomas of SV40T antigen transgenic rats by the Bowman-Birk inhibitor [J]. Pathology international, 2009, 59 (11): 790-796.

[43] CLEMENTE A, GEE J M, JOHNSON I T, et al. Pea (*Pisum sativum* L.) protease inhibitors from the Bowman-Birk class influence the growth of human colorectal adenocarcinoma HT29 cells in vitro [J]. Journal of agricultural and food chemistry, 2005, 53 (23): 8979-8986.

[44] KOBAYASHI H, SUZUKI M, KANAYAMA N, et al. A soybean Kunitz trypsin inhibitor suppresses ovarian cancer cell invasion by blocking urokinase upregulation [J]. Clinical & experimental metastasis, 2004, 21 (2): 159-166.

[45] KOBAYASHI H, FUKUDA Y, YOSHIDA R, et al. Suppressing effects of dietary supplementation of soybean trypsin inhibitor on spontaneous, experimental and peritoneal disseminated metastasis in mouse model [J]. International journal of cancer Journal international du cancer, 2004, 112 (3): 519-524.

[46] JOANITTI G A, AZEVEDO R B, FREITAS S M. Apoptosis and lysosome membrane permeabilization induction on breast cancer cells by an anticarcinogenic Bowman-Birk protease inhibitor from *Vigna unguiculata* seeds [J]. Cancer Lett, 2010, 293 (1): 73-81.

[47] TANG J, WANG C K, PAN X, et al. Isolation and characterization of cytotoxic cyclotides from *Viola tricolor* [J]. Peptides, 2010, 31 (8): 1434-1440.

[48] CHAN L Y, WANG C K, MAJOR J M, et al. Isolation and characterization of peptides from *Momordica cochinchinensis* seeds [J]. Journal of natural products, 2009, 72 (8): 1453-1458.

[49] CHU K T, NG T B. Smilaxin, a novel protein with immunostimulatory, antiproliferative, and HIV-1-reverse transcriptase inhibitory activities from fresh *Smilax glabra* rhizomes [J]. Biochem Biophys Res Commun, 2006, 340 (1): 118-124.

[50] FERNANDA TRONCOSO M，CERDA ZOLEZZI P，HELLMAN U，et al. A novel trypsin inhibitor from *Peltophorum dubium* seeds，with lectin-like properties，triggers rat lymphoma cell apoptosis [J]. Archives of biochemistry and biophysics，2003，411 (1)：93-104.

[51] LI P G，MU T H，DENG L. Anticancer effects of sweet potato protein on human colorectal cancer cells [J]. World journal of gastroenterology：WJG，2013，19 (21)：3300-3308.

[52] NORBURY C，NURSE P. Animal cell cycles and their control [J]. Annu Rev Biochem，1992，61：441-470.

[53] VAN DEN HEUVEL S. Cell-cycle regulation [J]. WormBook，2005，21：1-16.

[54] 高燕，林莉萍，丁健. 细胞周期调控的研究进展 [J]. 生命科学，2005，17 (4)：318-322.

[55] VERMEULEN K，VAN BOCKSTAELE D R，BERNEMAN Z N. The cell cycle：a review of regulation，deregulation and therapeutic targets in cancer [J]. Cell Prolif，2003，36 (3)：131-149.

[56] HARTWELL L H，KASTAN M B. Cell cycle control and cancer [J]. Science，1994，266 (5192)：515-522.

[57] COTTER T G. Apoptosis and cancer：the genesis of a research field [J]. Nature reviews Cancer，2009，9 (7)：501-507.

[58] KERR J F，WYLLIE A H，CURRIE A R. Apoptosis：a basic biological phenomenon with wide-ranging implications in tissue kinetics [J]. British journal of cancer，1972，26 (4)：239-257.

[59] ELMORE S. Apoptosis：a review of programmed cell death [J]. Toxicol Pathol，2007，35 (4)：495-516.

[60] MCILWAIN D R，BERGER T，MAK T W. Caspase functions in cell death and disease [J]. Cold Spring Harbor perspectives in biology，2013，5 (4)：a008656.

[61] BOATRIGHT K M，RENATUS M，SCOTT F L，et al. A unified model for apical caspase activation [J]. Molecular cell，2003，11 (2)：529-541.

[62] THORBURN A. Death receptor-induced cell killing [J]. Cellular signalling，2004，16 (2)：139-144.

[63] SAMRAJ A K，KEIL E，UEFFING N，et al. Loss of caspase-9 provides genetic evidence for the type Ⅰ/Ⅱ concept of CD95-mediated apoptosis [J]. The Journal of biological chemistry，2006，281 (40)：29652-29659.

[64] BRENNER D，MAK T W. Mitochondrial cell death effectors [J]. Current opinion in cell biology，2009，21 (6)：871-877.

[65] SHIOZAKI E N，CHAI J，SHI Y. Oligomerization and activation of caspase-9，induced by Apaf-1 CARD [J]. Proceedings of the National Academy of Sciences of

the United States of America, 2002, 99 (7): 4197-4202.

[66] STORZ P. Reactive oxygen species in tumor progression [J]. Front Biosci, 2005, 10 (1-3): 1881-1896.

[67] USHIO-FUKAI M, NAKAMURA Y. Reactive oxygen species and angiogenesis: NADPH oxidase as target for cancer therapy [J]. Cancer Lett, 2008, 266 (1): 37-52.

[68] CLERKIN J S, NAUGHTON R, QUINEY C, et al. Mechanisms of ROS modulated cell survival during carcinogenesis [J]. Cancer Lett, 2008, 266 (1): 30-36.

[69] D' AUTREAUX B, TOLEDANO M B. ROS as signalling molecules: mechanisms that generate specificity in ROS homeostasis [J]. Nature reviews Molecular cell biology, 2007, 8 (10): 813-824.

[70] MATÉS J M, PÉREZ-GÓMEZ C, DE CASTRO I N. Antioxidant enzymes and human diseases [J]. Clinical biochemistry, 1999, 32 (8): 595-603.

[71] VALKO M, LEIBFRITZ D, MONCOL J, et al. Free radicals and antioxidants in normal physiological functions and human disease [J]. The international journal of biochemistry & cell biology, 2007, 39 (1): 44-84.

[72] MAT S J M. Antioxidant enzymes and their implications in pathophysiologic processes [J]. Frontiers in Bioscience, 1999, 4: 339-345.

[73] STONE W L, KRISHNAN K, CAMPBELL S E, et al. The role of antioxidants and pro-oxidants in colon cancer [J]. World journal of gastrointestinal oncology, 2014, 6 (3): 55-66.

[74] OBAID G, CHAMBRIER I, COOK M J, et al. Cancer targeting with biomolecules: a comparative study of photodynamic therapy efficacy using antibody or lectin conjugated phthalocyanine-PEG gold nanoparticles [J] . Photochemical & photobiological sciences: the official journal of the European Photochemistry Association and the European Society for Photobiology, 2015, 14 (4): 737-747.

[75] KIM Y S, YOO H, KO J. Implication of aberrant glycosylation in cancer and use of lectin for cancer biomarker discovery [J]. Protein & Peptide Letters, 2009, 16 (5): 499-507.

[76] PELZER F, TRÖGER W. Complementary treatment with mistletoe extracts during chemotherapy: safety, neutropenia, fever, and quality of life assessed in a randomized study [J]. The journal of alternative and complementary medicine: research on paradigm, practice, and policy, 2018, 24 (9-10): 954-961.

[77] GROSSARTHMATICEK R, ZIEGLER R. Randomised and non-randomised prospective controlled cohort studies in matched-pair design for the long-term therapy of breast cancer patients with a mistletoe preparation (Iscador): a re-analysis [J]. European Journal of Medical Research, 2006, 11 (11): 485-495.

[78] ROSE A，EL-LEITHY T，DORP F V，et al. Mistletoe plant extract in patients with nonmuscle invasive bladder cancer：results of a phase Ⅰb/Ⅱa single group dose escalation study [J]. The Journal of Urology，2015，194（4）：939-943.

[79] TRÖGER W，GALUN D，REIF M，et al. *Viscum album*［L.］extract therapy in patients with locally advanced or metastatic pancreatic cancer：a randomised clinical trial on overall survival ［J］. European Journal of Cancer，2013，49（18）：3788-3797.

[80] BERGMANN L，AAMDAL S，MARREAUD S，et al. Phase Ⅰ trial of r viscumin（INN：aviscumine）given subcutaneously in patients with advanced cancer：A study of the European Organisation for Research and Treatment of Cancer（EORTC protocol number 13001）[J]. European Journal of Cancer，2008，44（12）：1657-1662.

[81] 王金海，吴水发，邓翠敏，等.Ⅰ型核糖体失活蛋白抗肿瘤的研究进展 [J].海峡药学，2015，（8）：4-6.

[82] 张丽君，姜惠中.天花粉蛋白的临床应用近况及展望[J].中国中西医结合杂志，1994（5）：319-320.

[83] 孔梅，柯一保.天花粉蛋白诱发白血病细胞 K562 凋亡的研究 [J].分子细胞生物学报，1998，31（3）：233-243.

[84] 何贤辉，曾耀英，孙荭，等.天花粉蛋白诱导人类白血病细胞株 HL-60 细胞凋亡的研究 [J].中国病理生理杂志，2001，17（3）：200-203.

[85] 涂水平，江石湖，乔敏敏，等.天花粉蛋白诱导胃癌细胞 MKN-45 凋亡的研究 [J].癌症，2000，19（12）：1105-1108.

[86] 徐振武，陈陵际.天花粉蛋白对荷人结肠癌 SW1116 裸鼠的体内实验研究 [J].浙江肿瘤，1997，3（2）：110-111.

[87] AUSTIN D F. Fox-tail millets（*Setaria*：Poaceae）—abandoned food in two hemispheres [J]. Economic Botany，2006，60（2）：143-158.

[88] LU H，YANG X，YE M，et al. Culinary archaeology：millet noodles in Late Neolithic China [J]. Nature，2005，437（7061）：967-968.

[89] 吴朝霞，丁霞.杂粮的营养价值及杂粮保健食品的开发和应用 [J].杂粮作物，2001，21（5）：48-50.

[90] FAO R. Sorghum and millets in human nutrition [J]. FAO Food and Nutrition Series，1995（27）：16-19.

[91] 蔡金星，刘秀风.论小米的营养及其食品开发 [J].西部粮油科技，1999，24（1）：38-39.

[92] 恩和，庞之洪，熊本海.粟谷糠类饲料成分及营养价值比较分析 [J].中国饲料，2008，2：39-41.

[93] AMADOU I，AMZA T，SHI Y-H，et al. Chemical analysis and antioxidant

properties of foxtail millet bran extracts [J]. Sonklanakarin Journal of Science and Technology, 2011, 33 (5): 509.

[94] 张超，张晖，李冀新. 小米的营养以及应用研究进展 [J]. 中国粮油学报，2007，(1): 51-55+78.

[95] MOHAMED T, ISSOUFOU A, ZHOU H. Antioxidant activity of fractionated foxtail millet protein hydrolysate [J]. International Food Research Journal, 2012, 19 (1): 207-213.

[96] AMADOU I, LE G-W, AMZA T, et al. Purification and characterization of foxtail millet-derived peptides with antioxidant and antimicrobial activities [J]. Food Research International, 2013, 51 (1): 422-428.

[97] AGRAWAL H, JOSHI R, GUPTA M. Isolation, purification and characterization of antioxidative peptide of pearl millet (*Pennisetum glaucum*) protein hydrolysate [J]. Food Chemistry, 2016, 204 (1): 365-372.

[98] NISHIZAWA N, TOGAWA T, PARK K O, et al. Dietary Japanese millet protein ameliorates plasma levels of adiponectin, glucose, and lipids in type 2 diabetic mice [J]. Bioscience, biotechnology, and biochemistry, 2009, 73 (2): 351-360.

[99] ANJU T J, SARITA S. Suitability of foxtail millet (*Setaria italica*) and barnyard millet (*Echinochloa frumentacea*) for development of low glycemic index biscuits [J]. Malaysian journal of nutrition, 2010, 16 (3): 361-368.

[100] FU Y, YIN R, LIU Z, et al. Hypoglycemic effect of prolamin from cooked foxtail millet (*Setaria italic*) on streptozotocin-induced diabetic mice [J]. Nutrients, 2020, 12 (11): 3452.

[101] NISHIZAWA N, SATO D, ITO Y, et al. Effects of dietary protein of proso millet on liver injury induced by D-galactosamine in rats [J]. Bioscience, biotechnology, and biochemistry, 2002, 66 (1): 92-96.

[102] CHEN J, DUAN W, REN X, et al. Effect of foxtail millet protein hydrolysates on lowering blood pressure in spontaneously hypertensive rats [J]. European Journal of Nutrition, 2016, 56. 2129-2138.

[103] JOSHI B N, SAINANI M N, BASTAWADE K B, et al. Cysteine protease inhibitor from pearl millet: a new class of antifungal protein [J]. Biochem Biophys Res Commun, 1998, 246 (2): 382-387.

[104] XU W T, LU W, QU W, et al. A novel antifungal peptide from foxtail millet seeds [J]. Journal of the Science of Food & Agriculture, 2011, 91 (9): 1630-1637.

[105] 于书佳. 小米糠多肽的制备及其功能性的研究 [D]. 太原：山西大学，2014.

[106] SIEGEL R, MILLER K, GODING SAUER A, et al. Colorectal cancer statistics, 2020 [J]. CA: A Cancer Journal for Clinicians, 2020, 70 (3): 145-164.

谷糠抗肿瘤活性蛋白（FMBP）的发现及鉴定

　　结直肠癌是危害人类健康的恶性疾病之一，其发病率位居世界第三位[1]。天然产物中含有多种活性成分，如多酚、生物碱类、挥发油类、萜类、苷类等小分子物质[1]，还有一些大分子物质，如辽东楤木[2]、毛蚶[3]、桑黄菌[4]中活性蛋白，及大米米糠、苦瓜中的多肽[5~8]，现已经通过分离纯化手段获得，研究发现这些物质具有很好的抗肿瘤活性，且毒副作用小，这对抗肿瘤药物的研究和开发具有重要意义。因此，从天然产物中发现疗效高、毒性低的天然抗癌成分，一直是国内外肿瘤学家研究的热点。

　　已有研究表明，经常食用全谷物类食品能够降低结直肠癌的发生率[2~4]。谷子起源于我国的黄河流域，是我国北方的主要农作物之一。谷糠是谷子在加工成小米的过程中得到的副产品。谷糠中含有大量的营养成分，其中蛋白质含量尤其丰富，平均含量达18%。研究显示：谷糠蛋白是已知谷物中过敏性最低的蛋白质，并且其必需氨基酸的构成接近FAO/WHO推荐的标准模式[8]，营养价值较高，适合作为肠道问题人群的营养补充剂，具有很好的医药开发应用潜力。近来的研究已经证实：谷子蛋白及其酶解肽组分具有抗高血压[2]、抗糖尿病[3]、缓解肝损伤[4]、抗炎[9]及抗结直肠癌[10]等多种生理活性功能。但目前关于谷糠蛋白在抗肿瘤活性方面的研究尚属空白。

　　本章以纯天然谷糠为原材料，利用生物化学手段和蛋白质纯化技术结合体外抗肿瘤活性实验，首次从谷糠蛋白水提液中获得一种具有抗结直肠癌功能的活性蛋白，并利用质谱技术和基因序列分析对该活性蛋白进行了性质鉴定，以期确定该蛋白的生物学特性。

2.1

FMBP 的分离纯化及生物学特性表征方法

2.1.1 细胞培养方法

（1）细胞株　人结直肠癌 DLD1 细胞系和人宫颈癌 HeLa 细胞株购买于中国科学院典型培养物保藏委员会细胞库；人正常肠上皮细胞株 FHC 购自广州吉妮欧生物科技有限公司。

（2）细胞培养　改良型 RPMI-1640 培养基（Thermo scientific hyclone）和 1/2 DMEM-F12 购自 GBICO 公司；无支原体胎牛血清购自武汉博士德生物工程有限公司。将人结直肠癌 DLD1 细胞培养于含 10% 胎牛血清的 RPMI-1640 培养基中；人正常结肠上皮细胞 FHC 培养于含 10% 胎牛血清的 1/2 DMEM-F12 培养基中，置于 5% CO_2、37℃ 的培养箱中培养。每 2～3d 换一次新鲜培养基，待细胞长到 90% 左右时进行传代。取对数生长期的细胞进行实验。

（3）细胞传代　用显微镜观察细胞，当细胞的含量达到 90% 以上时即可进行细胞的传代。将培养瓶中的培养液倒掉，用 PBS 缓冲液洗涤细胞以除去血清。加入适量 1× 胰蛋白酶溶液（购自北方同正）进行细胞消化，在显微镜下观察到贴壁细胞悬浮在胰蛋白酶溶液中且细胞呈现单个分散的状态时，加入适量含有血清的新鲜培养基阻止细胞消化。将培养皿或培养瓶中所有液体转移至离心管中，1000r/min 离心 5min 后弃掉上清液，用适量新鲜培养基充分吹散细胞，根据实验需求转移至相应的培养皿或培养瓶中，置于细胞培养箱中培养。

（4）细胞冻存　取 25cm² 的细胞培养瓶中处于对数生长期的 DLD1 和 FHC 细胞，将旧培养基倒掉，用 PBS 洗两遍。加入 0.25% 的胰蛋白酶 1mL 消化细胞 2～3min，在倒置显微镜下观察细胞，细胞形态变圆后，加入 2mL 培养基终止消化。将细胞吸入离心管中 1000r/min 离心 5min，倒掉培养基。根据细胞量加入适量的冻存液，一般每管加 500μL 的冻存液（胎牛血清：DMSO＝9：1），悬浮细胞，吸入冻存管中，放入冻存盒中，－80℃ 冰箱过夜保存，次日转入液氮中存放。

（5）细胞复苏　采用慢冻快融的方法。从液氮中迅速取出冻存的细胞后，立即放入 37℃ 的水浴中使其快速融化；将融化的细胞吸入离心管中，再加入适量的培养基混匀，1000r/min 离心 5min；弃去上清，加入新鲜培养基悬浮细胞，转移到新的培养瓶中，于 37℃，5% CO_2 的细胞培养箱中进行培养，12h 后换新鲜培养液。

2.1.2　FMBP 的分离纯化方法

(1) 谷糠蛋白粗提物的制备　谷糠由山西省天下谷食品有限公司无偿提供。采用 Tris-有机溶剂丙酮沉淀提取法提取谷糠抗肿瘤粗蛋白。将小米粗米糠，烘干，粉碎，用 44μm 的尼龙网筛筛选保证颗粒的均一性；取 100g 上述小米米糠，按 $W/V=1:5$ 的量加入预冷的蛋白提取液 [20mmol/L Tris-HCl，85% NaCl，1mmol/L PMSF（苯甲基磺酰氟）（北京索莱宝科技有限公司），pH 调至 8.0]，4℃ 下浸泡并搅拌提取 12~16h，11000r/min 离心 30min，留上清，即为谷糠蛋白粗提液，离心后的米糠滤渣可重复提取 1~2 次；在上述上清液中加入 2~3 倍体积的 -20℃ 下提前预冷的丙酮，于 -20℃ 沉淀 1~2h，于 11000r/min 离心 30min，弃上清，留沉淀；将沉淀置于 -20℃ 放置 20~30min，使丙酮完全挥发。将沉淀用 pH 8.0，20mmol/L 的 Tris-HCl 缓冲液溶解，11000r/min 离心 30min，取上清即为小米米糠粗蛋白溶液（FMB）。

(2) 谷糠蛋白 FMB 的体外抗肿瘤活性检测　将人结直肠癌细胞 DLD1 和人正常结肠上皮细胞 FHC 培养于含 10% 胎牛血清的 RPMI-1640 和 1/2 DMEM-F12 培养基中，置于 5% CO_2、37℃ 的培养箱中培养。每 2~3d 换一次新鲜培养基，待细胞长到 90% 左右时进行传代。取对数生长期的人结直肠癌细胞株 DLD1 和人正常结肠上皮细胞株 FHC，用胰酶消化细胞，按 7000~8000 个/100μL 的细胞密度接种于 96 孔培养板中，放在 37℃、5% CO_2 的培养箱中培养 12h。待细胞贴壁后，取出培养板，等浓度等体积加入不同浓度的 FMB 处理细胞，设 5 个复孔，同时设置空白对照组，在相同条件下继续孵育 48h。吸去旧培养基，PBS 洗两遍，每孔加入 100μL 的新鲜培养基，再加入 20μL 的 MTT（购自北京索莱宝科技有限公司），继续培养 4h 后，吸去板中培养基，每孔加 150μL 的 DMSO（Amresco 公司），低速振荡 10min，使结晶充分溶解。于 570nm 处测定各孔的吸光值。

$$细胞增殖抑制率(\%)=\frac{A_{570}(对照组)-A_{570}(实验组)}{A_{570}(对照组)}\times100\%$$

(3) 硫酸铵沉淀法对谷糠活性蛋白进行粗级纯化　准确量取上述上清液体积，根据硫酸铵饱和度使用表，计算硫酸铵的量。逐渐向上述粗蛋白溶液中加入硫酸铵固体，使其饱和度从0增加到30%，在4℃静置30min后，于4℃，11000r/min离心30min，收集上清和沉淀，沉淀用pH 8.0，20mmol/L的Tris-HCl缓冲液溶解，得到蛋白组分1；再向上述上清液中逐量加入硫酸铵粉末，使硫酸铵饱和度从30%至80%，硫酸铵完全溶解后，在4℃静置30min，于4℃，11000r/min离心30min，收集沉淀和上清，同样将沉淀用一定量的Tris-HCl缓冲液溶解，得到蛋白组分2；将上述组分放入透析袋中透析，外渗液为pH 8.0，20mmol/L的Tris-HCl缓冲液，透析液每4~6h更换一次，用$BaCl_2$溶液检测，直至外渗液无沉淀析出。上述组分按照(2)中描述的经体外抗肿瘤活性实验检测，发现组分2具有抗肿瘤活性。

（4）SP-阳离子交换色谱进行细级分离　SP Sepharose XL离子交换树脂购自GE Healthcare（Uppsala，Sweden）。先用pH 8.0，20mmol/L的Tris-HCl缓冲液平衡离子交换色谱柱，再将上述组分2上样于平衡好的SP阳离子交换色谱柱，重复上样3次，依次用含有0mmol/L、40mmol/L、100mmol/L、200mmol/L、300mmol/L、400mmol/L和500mmol/L NaCl的pH 8.0、20mmol/L的Tris-HCl缓冲液洗脱色谱柱，于280nm波长下的紫外检测仪检测，收集洗脱峰，经体外抗肿瘤活性实验检测，发现100mmol/L Tris-NaCl缓冲液洗脱的组分具有抗肿瘤活性。

（5）利用蛋白质热稳定性进一步纯化　将上述活性组分分别于37℃、60℃、80℃、100℃水浴中各自孵育20min，进行SDS-PAGE电泳检测，发现热孵育后，电泳泳道中为单一条带，且体外抗肿瘤活性实验检测，该单一条带具有显著的抗肿瘤活性，将其命名为FMBP。将FMBP蛋白溶液用PBS透析后，用10kDa的Millipore浓缩管对其进行浓缩，得到适当浓度的蛋白溶液，于4℃待用。

（6）FMBP的蛋白浓度测定　采用考马斯亮蓝G-250染色法对FMBP的浓度进行测定。以1mg/mL的牛血清蛋白（BSA，北京索莱宝科技有限公司）配成0mg/mL、0.05mg/mL、0.1mg/mL、0.2mg/mL、0.3mg/mL、0.4mg/mL、0.5mg/mL的蛋白浓度梯度，在595nm的波长下测定溶液的吸收值，以A_{595}为横坐标，各蛋白浓度为纵坐标，绘制标准曲线。取适量的FMBP溶液进行浓度测定。

2.1.3 FMBP 的质谱鉴定方法

（1）SDS-PAGE相关试剂配制方法

5×SDS-PAGE loading buffer蛋白上样缓冲液

1mol/L Tris-HCl(pH6.8)	1.25mL
SDS	0.5g
BPB(溴酚蓝)	25mg
甘油	2.5mL
β-ME(β-巯基乙醇)	250μL　　加去离子水至5mL

5×Tris-Gly 电泳缓冲液(1000mL)

Tris	15.1g
Glycine	94g
SDS	5.0g

考马斯亮蓝 R-250 染色液(1000mL)

考马斯亮蓝 R-250	1g
异丙醇	250mL
冰醋酸	100mL
去离子水	650mL,滤纸除去颗粒物,室温保存

考马斯亮蓝染色脱色液(400mL)

冰乙酸	40mL
甲醇	180mL
去离子水	180mL

(2)FMBP 的 SDS-PAGE 电泳　FMBP 上样于 SDS-PAGE 凝胶,进行恒压电泳,SDS-PAGE 电泳参照 Bio-Rad Mini-protean Ⅱ 的标准方法[11]。SDS-PAGE 试剂购自普利莱公司,Protein Marker 购自上海生工生物公司。电泳完毕后,染色,脱色,切取目的蛋白条带送至上海中科蛋白质组研究中心进行质谱鉴定。

(3)FMBP 的质谱鉴定　将含有目的条带的胶条用胰蛋白酶酶解 20h,抽提酶解后肽段,用 ZipTip(Millipore 公司)进行脱盐,然后进行 MALDI-TOF/TOF 质谱软件分析数据,用 Phytozome 数据库搜索鉴定目的蛋白。将纯化后的目的蛋白 FMBP 溶液(样品要求为含盐量:挥发性无机盐 <20mmol/L;不挥发性无机盐 <5mmol/L;样品蛋白质总含量 >50pmol;纯度 >90%)送至上海中科蛋白质组研究中心,采用 MALDI-TOF-TOF-MS 的质谱鉴定方法进行蛋白质分子质量鉴定。

2.1.4　FMBP 的基因序列分析方法

(1)谷子中总 RNA 的提取　取 0.3g 的发芽的谷子,加入液氮研成细粉,加入 5mL RNAiso plus(Trizol,大连宝生物公司产品),分装于进口 EP 管中(不立即提 RNA 的保存于 -80℃);加入 200μL 氯仿,剧烈振荡 15s,静置 5min;在 13000r/min、4℃下离心 15min。分层(无色水相、酚-氯仿相、浅红色相)吸取上清(500～600μL)存放在无菌的 EP 管中;加入等体积的异丙醇,上下颠倒离心管,充分混匀,在 15～30℃的环境下,静置 10min;在 13000r/min、4℃下离心 10min,见白色沉淀;小心倒掉上清,沿管壁缓慢加入 1mL 75％的乙醇(可轻轻上下颠倒);在 13000r/min、4℃下离心 5min,丢弃上清,并用枪头吸干净;超净台抽风,烘干沉淀,直至变为透明;加入适量 DEPC 水,溶解沉淀,可轻轻吹打几下,在 55～60℃金属浴助溶 10min;用 Nanodrop 2000 测定 RNA 浓度和纯度。

(2)反转录 cDNA 将上述方法提取的谷子总 RNA,用 TaKaRa 公司的反转录试剂盒,在 10μL PCR 体系中(RNase Free H_2O 5μL,RNA 3μL,5× prime script RT Master Mix 2μL)进行反转录,反应条件为:37℃ 15min,85℃ 5s,反应结束后,cDNA 于 4℃保存,-20℃可以长期保存。

(3)引物设计 根据质谱鉴定结果,该天然谷糠抗肿瘤蛋白的特性为类过氧化物酶,经 NCBI 数据库与谷子全基因进行比对,与 Setaria italica strain Yugu1 SETITscaffold_5_Cont 3473,whole genome shotgun sequence 的同源性最高,将上述序列进行 Genscan 找到蛋白编码区,得到一同源性达 70％,356 氨基酸的蛋白序列。以上述序列为模板,设计引物。F:CGC GGA TCC ATG GCT CGT GTT GCG TCT AC;R:CCC AAG CTT TTA CTA GAA GAT GAG GCT CTC TGC。引物由上海 Invitrogen 科技股份有限公司合成,瞬时离心后用蒸馏水稀释到工作浓度 10pmol/μL。

(4)PCR 及胶回收 以谷子文库 cDNA 为模板,PCR 扩增目的基因。PCR 反应按 50μL 体系进行(Premixstar 25μL,上游引物 2μL,下游引物 2μL,cDNA 2μL,ddH_2O 19μL),反应条件:98℃,15s;50℃,10s;72℃,15s;35 个循环,4℃保存。PCR 扩增产物经 1％琼脂糖凝胶电泳分离,PCR 产物切胶回收,按照上海生工生物工程公司(Sangon)DNA 凝胶回收试剂盒说明书操作。DNA Marker 购自大连宝生物公司。胶回收后用 Nanodrop 2000 测 DNA 浓度。送去上海 Invitrogen 公司进行序列测定,确定 FMBP 的基因序列。

2.1.5 FMBP 的过氧化物酶活性测定方法

植物过氧化物酶测定试剂盒购自南京建成生物科技有限公司。将 2.1.2 得到的各级蛋白组分,按照南京建成生物工程研究所购买的过氧化物酶

(POD)测试盒进行过氧化物酶活性检测。每次取样量为 $100\mu L$。在 $37℃$ 条件下,每毫克组织蛋白每分钟催化 $1\mu g$ 底物的酶量定义为一个酶活力单位:

$$POD 活力(U/mg\ prot)=\frac{测定\ OD\ 值-对照\ OD\ 值}{12\times 比色光径(1cm)}\times\frac{反应液总体积(mL)}{取样量(mL)}\times$$

$$\frac{1000}{反应时间(30min)\times 匀浆蛋白浓度(mg\ prot/mL)}$$

结果中的数据均为三次独立的平均值±标准差（mean±SD），数据图中用误差棒（error bar）表示标准差，单因素分析采用 Student's t 检验，数据经 SPSS 17.0 统计分析，$p<0.05$ 表示有显著性差异，$p<0.01$ 表示差异极显著。

2.2
谷糠蛋白 FMBP 的纯化鉴定及抗结直肠癌活性

2.2.1　谷糠粗蛋白 FMB 抑制人结直肠癌细胞增殖活性

谷糠作为农副产品的副产物，来源充足、价格低廉，尤其是其营养价值丰富，蛋白质含量较高，但目前由于人们对其营养价值缺乏足够的认识，造成了大量小米麸皮资源的浪费，若能将其充分利用，将具有很高的经济效益和社会价值。目前国内外对谷糠蛋白的研究尚处于初始阶段，因此，进一步评价其对健康效应的影响，有利于提高谷糠蛋白在医药食品领域的应用前景。本研究以谷糠为原料，通过丙酮沉淀和硫酸铵沉淀法制备了谷糠粗蛋白 FMB。为了探究 FMB 是否具有抗肿瘤活性，采用 Tris-有机溶剂丙酮沉淀提取法提取了谷糠粗蛋白，并用体外抗肿瘤活性实验（MTT 法）检测。结果表明，FMB 能显著抑制结直肠癌 DLD1 细胞增殖，且具有浓度依赖性，而对人正常结肠上皮细胞 FHC 无明显影响（图 2-1）。这说明：FMB 中含有抗结直肠癌功能的活性蛋白。

2.2.2　谷糠抗肿瘤活性蛋白 FMBP 的分离纯化

首先采用丙酮沉淀法提取谷糠粗蛋白 FMB，随后将 FMB 通过硫酸铵分级沉淀进行粗分离。体外抗肿瘤实验结果表明，30%～80%饱和度的硫酸铵

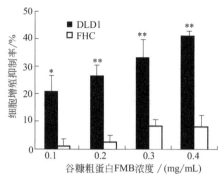

图 2-1　谷糠粗蛋白 FMB 对细胞增殖的影响

沉淀的蛋白组分具有抗肿瘤活性；再将该组分上样于 SP-阳离子交换色谱柱进行分离，分别用不同浓度的 Tris-NaCl 缓冲液洗色谱柱，收集洗脱峰，进行体外抗肿瘤活性实验检测。结果表明，用 100mmol/L Tris-NaCl 的缓冲液洗脱的组分具有显著的抗肿瘤活性。将该组分在 80℃的水浴中孵育 20min，通过热变性进一步去杂蛋白，得到纯度大于 90％的具有抗癌活性的单一蛋白组分，命名为 peroxidase of foxtail millet bran，简称 FMBP。从 SDS-PAGE 电泳图的结果可明显观察到 FMBP 经过上述纯化程序后，电泳结果为单一条带，其表观分子质量为 35kDa 左右（图 2-2）。

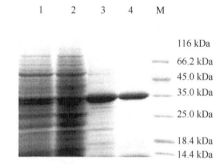

图 2-2　谷糠活性蛋白（FMBP）分离纯化结果

1—谷糠粗蛋白；2—30％～80％饱和度的硫酸铵沉淀得到的组分；3—组分 2 通过 SP-阳离子色谱柱，用 pH8.0，含有 100mmol/L NaCl，20mmol/L Tris-HCl 的缓冲液洗脱的组分；4—组分 3 在 80℃的水浴中孵育 20min 后得到的组分；M—蛋白标准 Marker

2.2.3　FMBP 的热稳定性

为了进一步研究 FMBP 的热稳定性，将该蛋白在 37℃、60℃、80℃、100℃的水浴中分别孵育 20min，离心后进行 SDS-PAGE 电泳，如图 2-3A

所示，经过热处理，分子质量为 35kDa 的蛋白条带依然存在。用不同温度孵育后的 FMBP 处理结直肠癌细胞 DLD1，仍具有显著的抑制肿瘤细胞增殖能力（图 2-3B）。这表明 FMBP 的分子结构稳定，具有较强的耐热性，有利于进一步探究其生物功能及作用机制，同时也有利于大规模生产。

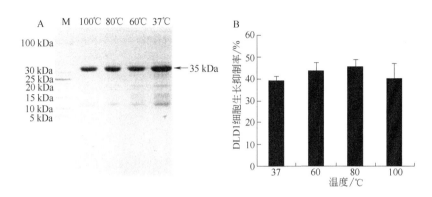

图 2-3　谷糠活性蛋白 FMBP 的热稳定性

A. SDS-PAGE 电泳分析 FMBP 的热稳定性，FMBP 分别在 37℃、60℃、80℃ 和 100℃ 的水浴中孵育 20min；B. 采用 MTT 法检测 FMBP 在不同温度下对 DLD1 细胞增殖的影响

2.2.4　FMBP 的生物学特性

为了确定 FMBP 的生物学特性，深入探讨其抗肿瘤作用的分子机制，将 FMBP 的电泳条带进行 MALDI-TOF/TOF 质谱鉴定，然后在 Phytozome 数据库中进行比对分析。结果显示：FMBP 属于一种谷子中 class Ⅲ 型类过氧化物酶家族中的蛋白（表 2-1）；MALDI-TOF-TOF-MS 质谱技术检测 FMBP 的分子质量为 35.1531133kDa（图 2-4）。从表 2-2 中可看出，随着 FMBP 蛋白的逐级纯化，其过氧化物酶的比活力也逐渐升高，蛋白经 80℃ 孵育 20min 后，酶比活力稍有降低，但基本稳定；100g 的谷糠原材料经过一系列的制备、纯化过程，可以获得 16.87mg 的纯 FMBP；其过氧化物酶比活力随着纯度增加而增高，纯化后，酶比活力为 1893.98U/mg prot（表 2-2）。

表 2-1　Phytozome 数据库结合 MALDI-TOF/TOF 技术鉴定 FMBP 的生物学特性

蛋白序列号	蛋白名称	物种来源	肽数量	蛋白得分	蛋白得分 C.I.%
Si002014m|PACid:19677340	过氧化物酶 SPC4	谷子	15	428	100

注：蛋白得分 C.I.%>95 是可信的。

表 2-2　100g 谷糠中 FMBP 的纯化流程

纯化流程	总蛋白 /mg	总 POD 活性 /Unit	酶比活力 /(U/mg prot)

纯化流程	总蛋白 /mg	总 POD 活性 /Unit	酶比活力 /(U/mg prot)
谷糠水提液	3927.17±21.79	1288705.00±8975.60	328.16±2.69
丙酮沉淀	1369.11±2.95	660019.90±8101.61	482.09±6.41
30%～80%硫酸铵沉淀	480.00±6.87	353086.20±6446.99	735.58±5.44
SP-阳离子色谱分离	25.09±1.63	55092.89±3607.53	2196.14±4.57
80℃孵育20min	16.87±0.97	31949.53±1802.69	1893.98±9.38

注：一个 POD 活力单位被定义为在特定条件下 1μg 的底物生成产物所需要的酶量。

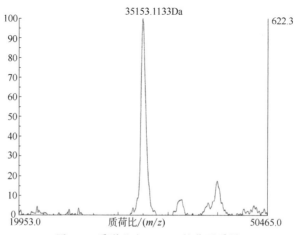

图 2-4   质谱鉴定 FMBP 的分子质量

2.2.5   FMBP 的基因序列分析

为了进一步确定 FMBP 的生物学特性，本实验根据质谱鉴定相关数据，设计特定引物，从谷子的总 cDNA 文库中通过 PCR 扩增得到目的基因。将 PCR 产物在 1%的琼脂糖凝胶电泳中检测，结果在 1000bp 附近显示一条特异性条带，与预期的目的基因序列大小基本一致（图 2-5A）。将上述 PCR 产物胶回收纯化和测序。结果表明：该基因全长 1071bp，共编码 356 个氨基酸，与推测的基因序列基本相同，将该基因序列在 NCBI 数据中进行 blast 比对，结果表明：该蛋白特性属于类过氧化物酶家族的一种分泌型过氧化物酶。其氨基酸序列和目的蛋白在 NCBI 数据库中 blast 比对结果如图 2-5B 和图 2-5C 所示。

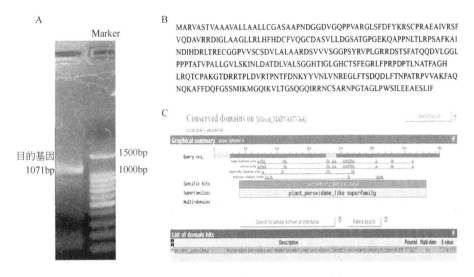

图 2-5　FMBP 的基因序列及 blast 比对分析

A. PCR 扩增 FMBP；B. FMBP 的氨基酸序列；C. FMBP 的保守序列的 blast 比对

2.2.6　FMBP 的蛋白结构及抗结直肠癌机理预测

class Ⅲ型过氧化物酶（Prx，EC 1.11.1.7）是陆生植物在进化过程中为适应高氧环境特有的一种酶，主要分泌到细胞壁或周围介质中发挥功能。Prx 蛋白的分子质量为 35kDa 左右，约 300 个氨基酸残基组成，其中存在酸碱催化域和血红素结合区域；常含 13 个 α 螺旋，其中 POD 折叠中心 3 个；N 端为吡咯烷酮碳酸，C 端为精氨酸。该类蛋白含 4 个二硫键、2 个葡萄糖胺、约 8 个糖和 2～6 个糖基化位点、1 个原高铁血红素和 2 个钙离子[12]。血红素中铁原子的一个轴向结合点与肽链 His 170 侧链的原子结合使血红素垂直连接在上，而卟啉铁的另一个轴向结合点在静态酶中则是空着的，当有 H_2O_2 存在时该结合点能与 CO、氟化物或叠氮化物等小分子结合。在血红素平面的上下两侧存在着两个钙原子的结合位点。其中一个结合位点定位于近端结构域内，而另一个位点位于远端结构域内[13]。钙离子的作用主要是维系并稳定酶活性中心结构，其丢失将会导致酶失活和热稳定性的下降，还能使血红素的构型发生改变[14]。FMBP 蛋白经过质谱鉴定，属于谷子中的 class Ⅲ型过氧化物酶家族，其基因序列通过 NCBI 数据库进行 blast 比对分析，该蛋白的氨基酸序列与 Barley Grain Peroxidase 1 的同源性达到 76%（1BGP _ A GI：157830301）。Barley Grain Peroxidase 1 的三维晶体结构已被解析（PDB ID：BGP_A），包括血红素结合位点、钙离子结合位点和钠离子结合位点[15]。下一步将参考 Barley Grain Peroxidase 1 的结晶方法对 FMBP 的晶体结构进行详细解析，这对阐明其发挥抗结直肠癌活性的作用机理至关重要。

研究发现：class Ⅲ 型过氧化物酶是双功能酶，在植物体内主要催化两种不同的途径：①抗氧化作用——过氧化循环途径，以 H_2O_2 为电子受体催化各种底物，比如酚类化合物、木质素前体分子及次级代谢物等的氧化，同时使 H_2O_2 转换成无毒的 H_2O[16]。②促氧化作用——单独的羟基化循环，在这个途径中 class Ⅲ 型过氧化物酶主要在细胞间隙中催化 ROS（$O^{2-}\cdot$，H_2O_2，$OH\cdot$ 等）产生[17,18]。目前对于 Prx 既能产生 ROS 同时还能作为 ROS 的清除酶类的矛盾机制仍然还不清楚，有待于进一步的研究和探讨。国内外大量研究已经显示：ROS 在肿瘤的发生发展中扮演重要角色[19,20]。因此推测：FMBP 的抗结直肠癌活性可能与其对结直肠癌细胞内 ROS 的调控有关，这部分内容将在后续的章节中做详细的介绍。

本章的研究为从谷糠中提取发现一种具有抗结直肠癌功能的活性蛋白，命名为 FMBP，其分子质量为 35.1531133kDa；结果显示，FMBP 在 100℃ 的水浴中孵育加热 20min，仍具有较强的抗结直肠癌活性，说明其具有较好的热稳定性；FMBP 经质谱鉴定和基因序列分析，为谷子中的一种 class Ⅲ 型分泌型过氧化物酶，并且具有较强的过氧化物酶活性[10,21,22]。

参考文献

[1] JEMAL A，BRAY F，CENTER M M，et al. Global cancer statistics [J]. CA：a cancer journal for clinicians，2011，61（2）：69-90.

[2] CHEN J，DUAN W，REN X，et al. Effect of foxtail millet protein hydrolysates on lowering blood pressure in spontaneously hypertensive rats [J]. Eur J Nutr，2017，56（6）：2129-2138.

[3] FU Y，YIN R，LIU Z，et al. Hypoglycemic effect of prolamin from cooked foxtail millet（Setaria italica）on streptozotocin-induced diabetic mice [J]. Nutrients，2020，12（11）：3452.

[4] 于书佳. 小米糠多肽的制备及其功能性的研究 [D]. 太原：山西大学，2014.

[5] CHATENOUD L，TAVANI A，LA VECCHIA C，et al. Whole grain food intake and cancer risk [J]. International Journal of Cancer，1998，77（1）：24-28.

[6] LI J T，ZHANG J L，HE H，et al. Apoptosis in human hepatoma HepG2 cells induced by corn peptides and its anti-tumor efficacy in H22 tumor bearing mice [J]. Food and Chemical Toxicology，2013，51：297-305.

[7] OMAR R M，ISMAIL H M，EL-LATEEF B M A，et al. Effect of processing on folic acid fortified Baladi bread and its possible effect on the prevention of colon cancer [J]. Food and Chemical Toxicology，2009，47（7）：1626-1635.

[8] 张超，张晖，李冀新. 小米的营养以及应用研究进展 [J]. 中国粮油学报，2007 （1）：51-55＋78.

[9] 姬中伟. 小米醇溶蛋白肽的制备及其抗氧化与抗炎活性研究 [D]. 无锡：江南大学，2020.

[10] SHAN S，LI Z，NEWTON I P，et al. A novel protein extracted from foxtail millet bran displays anti-carcinogenic effects in human colon cancer cells [J]. Toxicol Lett，2014，227（2）：129-138.

[11] IMAI B S，MISCHE S M. Mass spectrometric identification of proteins from silver-stained polyacrylamide gel：a method for the removal of silver ions to enhance sensitivity [J]. Electrophoresis，1999，20：601-605.

[12] PASSARDI F，PENEL C，DUNAND C. Performing the paradoxical：how plant peroxidases modify the cell wall [J]. Trends in Plant Science，2004，9（11）：534-540.

[13] CONVERSO D，RN NDEZ M F. Ca^{2+} activation of wheat peroxidase：a possible physiological mechanism of control [J]. Archives of Biochemistry & Biophysics，1996，333（1）：59-65.

[14] BARBER K R，MARAÑÓN M J R，SHAW G S，et al. Structural influence of calcium on the heme cavity of cationic peanut peroxidase as determined by ^{1}H-NMR spectroscopy [J]. European Journal of Biochemistry，1995，232（3）：825-833.

[15] HENRIKSEN A，WELINDER K G，GAJHEDE M. Structure of barley grain peroxidase refined at 1.9-A resolution. A plant peroxidase reversibly inactivated at neutral pH [J]. Journal of Biological Chemistry，1998，273（4）：2241-2248.

[16] HIRAGA S，SASAKI K，ITO H，et al. A large family of class Ⅲ plant peroxidases [J]. Plant & cell physiology，2001，42（5）：462-468.

[17] PASSARDI F，PENEL C，DUNAND C. Performing the paradoxical：how plant peroxidases modify the cell wall [J]. Trends in plant science，2004，9（11）：534-540.

[18] LISZKAY A，KENK B，SCHOPFER P. Evidence for the involvement of cell wall peroxidase in the generation of hydroxyl radicals mediating extension growth [J]. Planta，2003，217（4）：658-667.

[19] PRASAD S，GUPTA S C，TYAGI A K. Reactive oxygen species（ROS）and cancer：Role of antioxidative nutraceuticals [J]. Cancer Letters，2016，3835（16）：95-105.

[20] HUANG C P. ROS stress in cancer cells and therapeutic implications [J]. Drug

Resistance Updates，2004，7（2）：97-110.

[21] 李卓玉，单树花，武海丽，等.一种谷糠抗肿瘤活性蛋白及其制备方法和应用
[P].山西：CN102617718A，2012-08-01.

[22] 单树花，武海丽，李宗伟，等.小米米糠中抗癌细胞增殖活性蛋白的分离纯化 [J].
食品科学报.2013，34（9）：296-300.

FMBP 在细胞模型上的抗结直肠癌活性

　　恶性肿瘤的生物特性之一是细胞无限制的增殖和凋亡的减少，肿瘤的过快生长是导致大肠癌患者生存率降低的主因，因此，抑制肿瘤细胞增殖将在肿瘤治疗中发挥主要效应。在正常情况下，机体通过神经、体液等机制，对体内一切细胞的增殖和分化起着精确的调控作用，而肿瘤细胞则摆脱了机体的控制，持续不断地增殖出与自己同样的肿瘤细胞。肿瘤细胞区别于正常细胞之处在于细胞增殖失控，分化障碍和凋亡受阻，以及细胞相邻关系改变为侵袭及转移。因此，研究抗癌药物首先应观察其对肿瘤细胞生长的抑制作用。

　　成熟组织中细胞凋亡与细胞分裂是对立统一的，共同维持细胞增殖更新与死亡的平衡，一旦这种平衡被破坏，细胞的增殖与更新多于死亡，即意味着组织的恶性增生。肿瘤的发生不仅是细胞分裂过程失控，致使细胞无限增生的结果，也可能是细胞死亡通路受阻，致使应该凋亡的细胞继续存活的结果。解除抑制、重新启动并促进细胞凋亡过程成为肿瘤治疗的重要方法之一。细胞凋亡称细胞程序性死亡，是正常有机体清除衰老细胞和丧失功能细胞的一种防御机制，它在有机体胚胎发育和器官发育过程中发挥举足轻重的作用[1]。细胞凋亡也是维持体内环境稳定和组织器官正常生理功能的重要机制之一，肿瘤的形成与凋亡受阻密切相关，在肿瘤细胞中，细胞凋亡过程发生紊乱，导致细胞无限增殖。细胞凋亡的发生发展过程可划分为三个时期，即诱导期、效应期和降解期。其中，诱导期的特点取决于特定的凋亡诱导信号，降解期的细胞呈现特征性的形态学和生物化学改变，效应期由各种信号传导通路参与，并且标志着细胞进入不可逆凋亡[2]。近年来，随着凋亡发生过程的各个时期的分子机制已被逐渐阐明，凋亡途径中的蛋白分子以及凋亡相关基因已成为抗癌新药设计的分子靶点。在肿瘤治疗中，采用增加肿瘤细胞促凋亡基因的活性或抑制抗凋亡基因的表达，可以提高疗效，选择性地加强肿瘤细胞凋亡同时减少健康组织的凋亡，已成为目前肿瘤治疗的一个热点。因此，在研究抗肿瘤药物的作用机理方面，诱导肿瘤细胞凋亡是药物抗肿瘤的一个重要靶点。从天然产物中寻找诱导肿瘤细胞凋亡的靶向药物对于癌症的预防和治疗具有至关重要的作用[3]。

国内外研究显示：大多数植物来源的抗肿瘤活性物质不但能够显著抑制肿瘤细胞增殖，同时还能够诱导肿瘤细胞凋亡。研究显示，来源于谷物及其副产品的蛋白及多肽类活性物质能够通过抑制肿瘤细胞增殖发挥抗肿瘤效应，有望进一步用于肿瘤的预防和治疗。如 Kannan 的研究显示，大米米糠来源的生物活性肽能够抑制多种癌细胞增殖，如结直肠癌、乳腺癌、肺癌和肝癌等[4~6]；从茶多酚中分离到的单体表没食子儿茶素没食子酸酯（EGCG）的抗肿瘤作用已经得到了国内外相关研究人员的一致认可，而且已经被列为一种潜在的抗癌新药。在中、美等许多国家进行临床试验，对于其抗肿瘤作用方面，研究显示：EGCG 诱导大肠癌 LoVo 细胞、胃癌 MGC-803 细胞及肝癌 BEL-7402 细胞的凋亡作用，且对这 3 种消化道细胞增殖均具有抑制作用[7]；Li 等[8] 研究发现从荞麦中获得的胰蛋白酶抑制剂 rBTI 既能够抑制食道癌、宫颈癌及肝癌细胞的增殖，又能诱导这些肿瘤细胞发生凋亡，从而发挥显著的抗肿瘤效应。

由于癌细胞生长具有相对的自主性，因此，本章通过在体外建立具有无限增殖能力的细胞系，用体外培养细胞系作为模型来评价 FMBP 的抗结直肠癌活性，并从细胞周期的视角探讨 FMBP 抑制结直肠癌细胞增殖的潜在机理；同时采用细胞及细胞核形态观察、流式细胞技术及 Western blot 技术等多种细胞凋亡检测手段，着重评价了 FMBP 对结直肠癌细胞凋亡的影响，并阐明其影响凋亡的主要信号路径。

3.1
FMBP 影响细胞周期及细胞增殖能力的检测方法

3.1.1 结直肠癌细胞增殖能力的检测方法

（1）细胞培养方法　人结直肠癌细胞株 DLD1、SW480 和 HT29 均购买于中国科学院典型培养物保藏委员会细胞库；人正常结肠上皮细胞株 FHC 购自广州吉妮欧生物科技有限公司。将人结直肠癌 DLD1 和 SW480 细胞培养于含 10% 胎牛血清的 RPMI-1640 培养基中；人结直肠癌 HT29 细胞和人正常结肠上皮细胞 FHC 培养于含 10% 胎牛血清的 1/2 DMEM-F12 培养基中，置于 5% CO_2、37℃ 的培养箱中培养。每 2～3d 换一次新鲜培养基，待细胞长到 90% 左右时进行传代。取对数生长期细胞进行实验。

（2）MTT 法检测结直肠癌细胞增殖能力 选取对数生长期的人结直肠癌细胞株 DLD1、SW480、HT29 和人正常结肠上皮细胞株 FHC，用胰酶消化细胞，按 8000 个/100μL 的细胞密度接种于 96 孔细胞培养板中，放在 37℃ 下、5% CO_2 的培养箱中培养 12h；待细胞贴壁后，取出培养板，换新鲜培养基，分别加入 0.025mg/mL、0.05mg/mL、0.075mg/mL、0.1mg/mL 的 FMBP，每个浓度设 5 个复孔，同时设置空白对照组，在相同条件下继续孵育 48h；吸去旧培养基，PBS 洗 2 次，每孔加入 100μL 的新鲜培养基，再加入 20μL 的 MTT，继续培养 4h 后，吸去板中培养基，每孔加 150μL 的 DMSO，低速振荡 10min，使结晶充分溶解；于 570nm 处测定各孔的吸光值。

$$细胞增殖抑制率(\%) = \frac{A_{570}(对照组) - A_{570}(实验组)}{A_{570}(对照组)} \times 100\%$$

结果中的数据均为三次独立的平均值±标准差（mean±SD），数据图用误差棒（error bar）表示标准差，单因素分析采用 Student's t 检验，数据经 SPSS 17.0 统计分析，$^*p < 0.05$ 表示有显著性差异，$^{**}p < 0.01$ 表示差异极显著。

3.1.2　结直肠癌细胞周期及相关周期蛋白表达的检测方法

（1）流式细胞技术检测结直肠癌细胞周期 细胞周期检测试剂盒购于碧云天生物技术有限公司。选取对数生长期的 DLD1 细胞，用 0.25% 胰酶消化，按 1×10^6 个/皿的细胞密度接种于 60mm 的细胞培养皿中，放在 37℃ 下、5% CO_2 的培养箱中培养 24h；待细胞贴壁后，取出培养皿，换新鲜培养基，分别加入 0mg/mL、0.05mg/mL、0.1mg/mL 的 FMBP，每个浓度设 3 个复孔，在相同条件下继续孵育 48h；取出处理后的细胞，用 0.25% 胰酶消化，1000r/min 离心 5min，倒掉上清液，加入 PBS 洗 3 次，1000r/min 离心 5min，弃上清；用预冷的 70% 乙醇，将沉淀的细胞悬浮混匀，置于 -20℃ 保存，过夜固定 12h；将上述固定后的细胞离心去掉乙醇，加入 1mL PBS，100μL ribonuclease A（100μg/mL PBS）和 400μL PI（400μg/mL PBS）在常温下避光保存 30min；用流式细胞仪检测每个样品各个细胞周期的细胞百分数。流式细胞仪激发光波长用 488nm，用一波长为 515nm 的通带滤器检测 FITC 荧光，另一波长大于 560nm 的滤器检测 PI。

（2）Western blot 检测结直肠癌细胞周期蛋白的表达水平

① Western blot 主要试剂配制方法

a. SDS-PAGE 电泳试剂配制方法见 2.1.3。

b. SDS-PAGE 电转试剂配制方法。10×电转缓冲液的配制：称取 Tris 30.3 g，Glycine 144g，用 ddH$_2$O 定容至 1000mL；

1×电转缓冲液的配制：10×电转缓冲液 100mL，甲醇 200mL，SDS 0.2g，用 ddH$_2$O 定容至 1000mL；

10×TBS 缓冲液的配制：Tris 24.2g，NaCl 80g，用浓盐酸调 pH 至 7.6，用 ddH$_2$O 定容至 1000mL；

1×TBST 缓冲溶液的配制：10×TBS 100mL，ddH$_2$O 900mL，Tween-20 1mL。

② Western blot 电泳方法　取对数生长期的人结直肠癌 DLD1 细胞，以 1×10^6/皿的密度接种于 60mm 的细胞培养皿中。待细胞贴壁后，加入浓度为 0.05mg/mL、0.1mg/mL 的 FMBP 处理 48h。收取细胞，1000r/min 离心 5min，弃上清，收集细胞。根据细胞量加入 30～60μL 细胞裂解液（使用前加入 1mmol/L 的 PMSF），在冰上裂解细胞 30min。在 4℃，13000r/min 下，离心 10～15min，吸取上清，为细胞总蛋白溶液。用 BCA 试剂盒（购自碧云天生物技术研究所）检测待测样品蛋白浓度。

a. 用 1μg/μL 的牛血清蛋白（BSA）作为标准蛋白母液，根据表 3-1 在 96 孔板中用 PBS 配制不同浓度的标准蛋白溶液。

表 3-1　用 PBS 配制不同浓度的标准蛋白溶液

试剂	体积/μL							
PBS	20	19	18	16	12	8	4	0
BSA	0	1	2	4	8	12	16	20

注：一般取 2μL 的待测蛋白液，加 18μL 的 PBS 补齐至 20μL 进行样品测定。

b. 配制 BCA 染色液，A 液：B 液＝50：1，上述每孔加 200μL，现配现用。

c. 将上述 96 孔板放入 37℃培养箱中，孵育 30～45min，570nm 测吸光值。

d. 以不同浓度 BSA 的吸光值为横坐标，BSA 的质量（μg）为纵坐标绘制标准曲线，将样品的吸光值代入标准曲线，计算各蛋白样品的浓度。

根据上述蛋白浓度计算蛋白样品上样量。

利用 SDS-PAGE 电泳分离各蛋白样品（每孔上样量为 80μg）。电源电压浓缩胶恒压为 40V，分离胶恒压 60V，电泳时间为 2～4h。电泳结束之后切胶，并剪取同样大小的 PVDF 膜（在使用前需甲醇泡 30s，水洗 2min），按照如下顺序装配电转槽：阴极板-海绵-滤纸-凝胶-PVDF 膜-滤纸-海绵-阳极板。随后装入电转槽后加入 1×电转缓冲液，电流 300mA，时间 120min，在冰浴中完成蛋白至 PVDF 膜的转移。电转完毕，取出 PVDF 膜，标记正反面。做如下处理：甲醇浸泡 30s，超净台吹干，甲醇浸泡 30s，双蒸水洗 2min，丽春红染色，观察蛋白条带转印情况。用 1×TBST 缓冲液洗净丽春红染液，5%脱脂牛奶室温封闭 1h，TBST 洗 3 次，每次 10min。

按比例加入一抗，4℃孵育过夜，随后 TBST 漂洗 3 次，每次 10min。再将 PVDF 膜与 HRP 标记的二抗在室温下温育 1～2h，TBST 漂洗 3 次。暗室中均匀加入化学发光液显像，进行 X 光片压片，经过显影、定影后观察目的蛋白表达变化。

注：PVDF 膜购自美国 Millipore 公司；抗体 CyclinD1 购自碧云天生物技术有限公司；p-Rb 购自美国 CST 公司；GAPDH 购自美国 Abmart 公司；化学发光液购自 Engreen Biosystem Co，Ltd。

3.2
FMBP 对细胞凋亡诱导能力的检测方法

3.2.1　Hoechst 33342 染色法检测细胞凋亡

Hoechst 33342 试剂盒购自美国 Sigma 公司。Hoechst 33342 染色法检测细胞凋亡参考 Huang 等[9]，稍作改动。选取对数生长期的 DLD1 和 FHC 细胞，用 0.25%胰酶消化，按 $1×10^5$ 个/皿的细胞密度接种于激光共聚焦细胞培养皿中，放在 37℃、5% CO_2 的培养箱中培养 24h；待细胞贴壁后，取出培养皿，换新鲜培养基，加入终浓度为 0.1mg/mL 的 FMBP，同时设空白对照，每个样品设 3 个重复，在相同条件下继续孵育 48h；取出处理后的细胞，倒掉培养液，加入 PBS 轻轻洗 2 次，加入 Hoechst 33342（10μg/mL）的储备液，使其终浓度为 0.1mg/mL，染色 15min；用激光共聚焦显微镜观察细胞的细胞核的形态特征，并拍照；每个样品随机观察 30 个视野的细胞核情况，统计凋亡率。

3.2.2　Annexin V/碘化丙啶双染法检测细胞凋亡

Annexin V-FITC 细胞凋亡检测试剂盒购自美国 Oncogene 有限公司。

选取对数生长期的 DLD1 和 FHC 细胞，用 0.25% 胰酶消化，按 1×10^5 个/皿的细胞密度接种于 6 孔细胞培养板中，放在 37℃、5% CO_2 的培养箱中培养 24h；待细胞贴壁后，取出培养皿，换新鲜培养基，加入终浓度为 0.1mg/mL 的 FMBP，同时设空白对照，每个样品设 3 个重复，在相同条件下继续孵育 48h；取出处理后的细胞，用 0.25% 胰酶消化贴壁细胞，1000r/min 离心 5min，倒掉上清液，加入 PBS 洗 2 次；按照样品数，按体积比（Annexin V：binding buffer＝1：20）将硫氰酸荧光素（FITC）标记的 Annexin V 和 binding buffer 混匀；用上述 $200\mu L$ AnnexinV/binding buffer 的混合液悬浮各样品中的细胞，4℃ 避光反应 30min；同样按照样品数，按体积比［碘化丙啶（PI）：binding buffer＝1：60］比例将 PI 与 binding buffer 轻轻混匀；上机测试前 5min，向每个样品中加入 $300\mu L$ 的 PI/binding buffer 混合液；将上述双染后的细胞用流式细胞仪检测，区分正常细胞、早期凋亡、晚期凋亡和坏死细胞，统计其凋亡率。

注：正常细胞标记为 Annexin V^-/PI^-；早期凋亡细胞标记为 Annexin V^+/PI^-；晚期凋亡细胞标记为 Annexin V^+/PI^+；坏死细胞标记为 Annexin V^-/PI^+。

3.2.3　流式细胞仪检测细胞线粒体膜电位

JC-1 探针购自碧云天生物技术研究所。选取对数生长期的 DLD1 和 FHC 细胞，用 0.25% 胰酶消化，按 1×10^6 个/皿的细胞密度接种于共聚焦细胞专用培养皿中，放在 37℃、5% CO_2 的培养箱中培养 24h；待细胞贴壁后，取出培养皿，换新鲜培养基，加入终浓度为 0.05mg/mL、0.1mg/mL 的 FMBP，同时设空白对照，每个样品设 3 个重复，在相同条件下继续孵育 48h；用 0.25% 胰酶消化细胞，1000r/min 离心 5min，收集细胞，PBS 洗 2 次；用 $500\mu L$ JC-1 工作液（$1\mu L$ 的 JC-1 母液与 $500\mu L$ 的 $1\times$染色结合液充分混匀，10000r/min 离心 1min，取上清）将细胞均匀悬浮，37℃、5% CO_2 的培养箱中孵育 $15\sim20$min，2000r/min 室温离心 5min，收集细胞；用 $500\mu L$ 的 $1\times$ 染色结合液洗细胞 $1\sim2$ 次，再用 $500\mu L$ 的 $1\times$ 染色结合液重新悬浮细胞，流式细胞仪检测。JC-1 单体的最大激发波长为 514nm，最大发射波长为 529nm；JC-1 聚合物的最大激发波长为 585nm，最大发射波长为 590nm。

3.2.1、3.2.2、3.2.3 结果中的数据均为三次独立的平均值±标准差（mean±SD），数据图中用误差棒（error bar）表示标准差，单因素分析采用 Student's t 检验，数据经 SPSS 17.0 统计分析，* $p < 0.05$ 表示有显著性差异，** $p < 0.01$ 表示差异极显著。

3.2.4 Western blot 检测细胞凋亡蛋白的表达水平

按照 3.1.2（2）中描述的方法检测细胞凋亡相关蛋白的表达水平。抗体 Bax、Bcl-2、caspase-3、caspase-8、caspase-9 购自碧云天生物技术有限公司；GAPDH 购自美国 Abmart 公司；化学发光液购自 Engreen Biosystem Co，Ltd。

3.3
FMBP 通过诱导细胞周期阻滞抑制结直肠癌细胞增殖

3.3.1　FMBP 显著抑制了结直肠癌细胞增殖

细胞增殖与肿瘤的发生、发展及退化有密切的关系。大多数抗肿瘤药物都能抑制肿瘤细胞的增殖，并且其抗肿瘤效果与抑制肿瘤细胞增殖活性密切相关[10]。为了确定 FMBP 的体外抗肿瘤活性，本实验通过 MTT 法检测了 FMBP 对结直肠癌细胞株 DLD1、SW480、HT29 和正常结肠上皮株 FHC 细胞存活的影响。不同浓度（0.025mg/mL、0.05mg/mL、0.075mg/mL、0.1mg/mL）的 FMBP 处理各种细胞 48h，结果显示，FMBP 能够显著抑制结直肠癌细胞 DLD1、SW480 和 HT29 的增殖（$p < 0.01$），且呈现浓度依赖性，令人兴奋的是 FMBP 对正常结肠上皮细胞株 FHC 无明显作用（图 3-1A）。随后，用上述各种浓度的 FMBP 分别处理 DLD1 细胞 24h、48h 和 72h，发现随着浓度梯度和处理时间的增加，DLD1 细胞增殖的抑制效果愈加明显（图 3-1B）。IC_{50} 值可以用来衡量药物诱导凋亡的能力，该数值越低，表明细胞对药物处理越敏感。从表 3-2 中可以看出，三种结直肠癌细胞株 DLD1、HT29、SW480 的 IC_{50} 值分别为 0.11mg/mL、0.10mg/mL、0.13mg/mL，正常结肠上皮细胞的 IC_{50} 值为 0.72mg/mL，也就是 FMBP 对肠癌细胞株的敏感度是正常细胞的 7 倍左右。由此说明，相同浓度的 FMBP 在抑制结直肠癌细胞生长的同时不影响正常细胞的生长，FMBP 有望开发成为预防和治疗结直肠癌的新型绿色抗肿瘤药物。

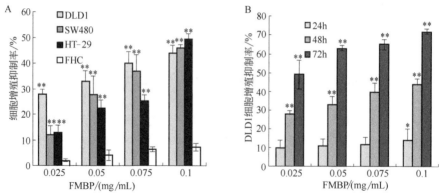

图 3-1　采用 MTT 法检测不同浓度的 FMBP 对细胞增殖的影响

A. 采用 MTT 法检测不同浓度的 FMBP 对 DLD1、SW480、HT29 和 FHC 细胞生长的影响，

对照和处理组之间的极显著差异用（**）表示；B. MTT 法检测 FMBP 对 DLD1

细胞增殖的影响；* $p < 0.05$，** $p < 0.01$

表 3-2　FMBP 对不同细胞的 IC_{50} 值

细胞株	IC_{50}/(mg/mL)
DLD1(人结直肠癌细胞)	0.11 ± 0.01
HT-29(人结直肠癌细胞)	0.10 ± 0.06
SW480(人结直肠癌细胞)	0.13 ± 0.03
FHC(人正常结肠上皮细胞)	0.72 ± 0.05

3.3.2　FMBP 能够诱导结直肠癌细胞周期在 G_0/G_1 期阻滞

组织内环境稳态主要依赖细胞增殖和凋亡之间相互平衡[11]。细胞生长和增殖主要由细胞周期进程调控。大量研究显示细胞周期调控异常是恶性肿瘤细胞的一个共同特征[12~14]。细胞周期失控引起细胞无限增殖是导致癌变的重要原因，抑制结直肠癌细胞的增殖是治疗结直肠癌的重要研究方向之一。如吴永平等发现三氧化二砷（As_2O_3）处理能够引起结直肠癌 LoVo 细胞 S 期及 G_2/M 期阻滞，可能与 As_2O_3 抑制了 DNA 合成和微管的聚合有关[15]；纪欣等研究发现穿琥宁对 HCT-8 细胞增殖有一定抑制作用，并诱导其成熟分化、凋亡[16]；孙立群等发现姜黄素对 SW480 细胞增殖具有显著的抑制作用[17]；崔映宇等发现马尾松树皮提取物（PMBE）通过上调 p53 和 p21 的表达来阻滞细胞周期，抑制结直肠癌 LoVo 细胞的增殖[18]。目前已应用于临床中的常用抗肿瘤药物：长春花碱、紫杉醇、三尖杉碱及喜树碱

等，可作用于肿瘤细胞生长的不同阶段，通过阻滞细胞生长所需要的蛋白质合成，从而使肿瘤细胞停止于细胞增殖周期的某一时相，导致肿瘤细胞呼吸链受阻死亡[19]。为了进一步探讨 FMBP 抑制结直肠癌细胞增殖是否与细胞周期有关，采用流式细胞仪检测了 FMBP 处理对结直肠癌细胞 DLD1 细胞周期分布变化的影响。如图 3-2 所示，与对照相比，0.05mg/mL FMBP 处理后 G_0/G_1 期细胞比率从 32.49% 升高到 54.84%；0.1mg/mL FMBP 处理后 G_0/G_1 期细胞比率从 32.49% 升高到 61.65%，而 S 期的细胞数目显著减少。这说明 FMBP 能够使 DLD1 细胞周期阻断在 G_0/G_1 期，从而抑制其细胞增殖。

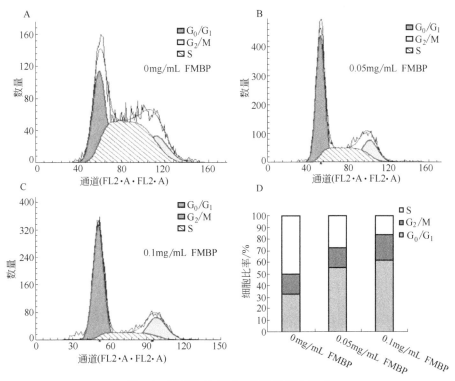

图 3-2 FMBP 对 DLD1 细胞周期的影响

A～C.用流式细胞仪检测 FMBP 对结直肠癌 DLD1 细胞周期分布的影响；D. 统计各细胞
周期（G_0/G_1，S，G_2/M）的分布比例

3.3.3 FMBP 抑制了结直肠癌细胞周期 G_0/G_1 期相关蛋白的表达

细胞自身对于其周期的调控主要通过周期检验点来实现，检验点的作用主要是查找可能存在的错误，并避免其进入细胞周期。如果检验点的功能出现缺

陷，其将导致各种错误被带入到细胞周期中，例如染色体分离紊乱和复制错误，如这种错误进入细胞周期，则可能引起基因组的稳定性下降，具体可表现为基因缺失、突变、重组和易位，并可能导致中心体扩增和染色体畸形。因此，肿瘤检验点及制动机制紊乱一直被认为是肿瘤形成最重要的因素之一。细胞周期相关蛋白 CyclinD1 与 CDK4 形成复合物是细胞 G_1/S 期转变检验点的重要组成，这种复合物表达水平的上升，会使 Rb 蛋白磷酸化水平相应提高，进而使之前与 Rb 蛋白结合的转录因子 E2F 得到释放，从而启动 DNA 的合成，使细胞通过 G_1 期，进而开始其不依赖外源刺激的细胞增殖；当 CyclinD1-CDK4 复合物水平表达异常增高时，细胞期 G_1/S 转换可能过快，导致细胞增殖失控，进而形成癌变[20]。3.3.2 结果表明，FMBP 能够诱导 DLD1 细胞周期在 G_0/G_1 期阻滞，使 S 期的细胞显著降低，从而抑制其增殖。相关研究表明：CyclinD1，cMyc 和 Rb 蛋白是 G_1 期向 S 期过渡的重要调控因子[21,22]。Western blot 检测结果显示，在 FMBP 处理后，cMyc，CyclinD1 和 p-Rb 的表达量明显降低，并具有浓度和时间依赖性（图 3-3）。这些结果说明：FMBP 通过下调细胞周期 G_1 期向 S 期过渡的关键调控蛋白，阻断细胞周期的正常运转，导致细胞增殖的抑制。

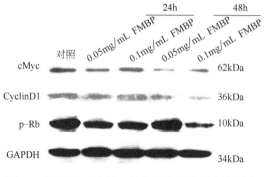

图 3-3　FMBP 对 DLD1 细胞周期调控蛋白的影响

3.4

FMBP 通过 caspases 依赖的路径诱导结直肠癌细胞凋亡

3.4.1　FMBP 显著诱导了结直肠癌细胞凋亡效应

　　肿瘤形成是由于细胞无限增殖、细胞凋亡减少，因此抑制细胞增殖，诱导细胞凋亡能够达到治疗肿瘤的目的。很多研究表明：诱导细胞凋亡是植物活性蛋白发挥抗肿瘤效应的关键因素。为了检测 FMBP 对结直肠癌细胞凋亡的影响，用 0.1mg/mL 的 FMBP 处理 DLD1 和 FHC 细胞 48h，倒置光学显微镜下观察细胞的形态特征，发现对照组细胞形态呈正常树突状，细胞均一，生长良好，而经 FMBP 蛋白处理后的 DLD1 细胞的数量明显减少，并且发现细胞形态变圆，随后细胞附着消失，细胞与细胞间连接脱离，胞质浓缩，核染色质出现高度密集，并聚集在核膜周边，细胞核出现明显皱缩，部分细胞漂浮，最后自行分割成多个"玫瑰花瓣"的凋亡小体等凋亡现象；正常细胞株 FHC 在处理前后细胞形态均无明显变化（图 3-4A）。进一步用 Hoechst 染色试剂对处理后的细胞进行染色，用激光共聚焦显微镜观察细胞核的形态，看到 DLD1 细胞的细胞核出现了较多的凋亡小体，而 FHC 细胞的细胞核基本上形态正常（图 3-4B、图 3-4C）。这些结果说明，FMBP 蛋白

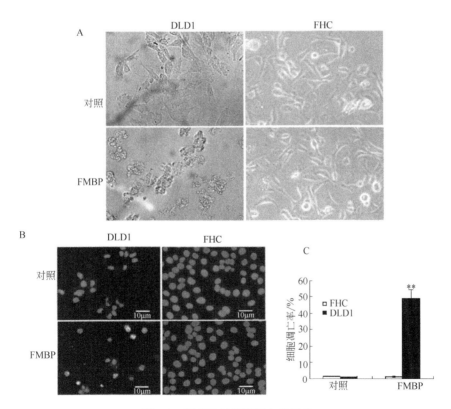

图 3-4　FMBP 对细胞凋亡的影响

A. 倒置显微镜下观察 FMBP 处理后 DLD1 和 FHC 细胞的形态特征；B. 用激光共聚焦显微镜观察 DLD1 和 FHC 细胞的形态；C. 统计细胞凋亡率，图表中显示的是三次独立实验的平均结果，

** $p < 0.01$ 表示与对照相比达到极显著

能够靶向诱导结直肠癌细胞株 DLD1 细胞凋亡，而对正常结肠上皮细胞株 FHC 无明显影响。本章的细胞凋亡结果和细胞增殖相关内容均充分说明：在体外细胞水平，FMBP 蛋白的抗结直肠癌效应具有明显的靶向性和特异性，未来有潜力作为结直肠癌靶向药物来开发。

3.4.2 FMBP 显著增加了 caspases 家族蛋白的表达水平

　　细胞凋亡是一个多因素参与的生理过程，肿瘤的发生、发展与细胞凋亡受阻有关。经典的细胞凋亡路径主要依赖于 caspases 家族蛋白，在细胞凋亡过程中发挥关键作用，激活型的 caspases 蛋白酶通过级联反应直接导致凋亡细胞解体[23～26]。迄今为止，已发现 13 种 caspases，其中 caspase-1、caspase-3、caspase-6、caspase-7、caspase-8、caspase-9、caspase-10 有促进凋亡作用。根据细胞凋亡发生的过程，细胞凋亡主要分为两条途径。一条是 Fas 死亡受体途径，即通过胞外信号激活细胞内的凋亡酶 caspase。在该路径中，Fas 分子与三聚体配体结合，并通过其胞内的死亡域（death domain，DD）募集胞质中的 Fas 相关结构域（Fas associated protein with death domain，FADD）的蛋白质，其中就有 caspase-8 前体[27]。Fas、FADD 和 caspase-8 三者结合形成死亡诱导信号复合体（DISC），caspase-8 活化与 DISC 联合高效激活 caspase-3，导致细胞执行凋亡。因此，在外源性死亡受体路径中，caspase-8 和 caspase-3，分别在起始凋亡和执行凋亡中扮演关键角色。另一条是线粒体途径，即通过线粒体释放凋亡肽激活因子激活 caspases。这些活化的 caspases 可将细胞内的重要蛋白降解，引起细胞凋亡[28,29]。其中 APAF-1 在线粒体介导的凋亡途径中具有重要作用，不同形式的细胞刺激信号促使线粒体释放细胞色素 c，后者在 dATP/ATP 存在的情况下结合 APAF-1，激活 caspase-9，启动 caspase-3 级联反应，裂解核蛋白、细胞骨架、内质网等，造成典型的凋亡形态学改变[30,31]。因此，在线粒体诱导的内源性凋亡路径中，线粒体膜电位下降和 caspase-9、caspase-3 的激活均是其发生的关键。

　　为了确定 FMBP 诱导的细胞凋亡是否是 caspases 依赖的，利用 Western blot 技术首先检测了 FMBP 处理 DLD1 细胞后，caspase-3 蛋白的表达水平。结果显示，随着 FMBP 浓度的升高和处理时间的延长，pro-caspase-3 的表达量逐渐降低，而剪切型 caspase-3 的表达水平逐渐增加（图 3-5A）。随后，检测了 0.1mg/mL 的 FMBP 处理后，caspase-3 上游基因 caspase-8 和 caspase-9 的蛋白表达量，显示随着处理时间的延长，细胞内更多的 pro-caspase-8 和 pro-caspase-9 被剪切成激活型的 caspase-8 和 caspase-9（图 3-5B）。为了进一步确定 caspases 家族蛋白在 FMBP 诱导凋亡中的关键作用，用 caspases 家族蛋白的广谱抑制剂 z-VAD-FMK（10μmol/L 和 20μmol/L）预处理细胞，再加入 FMBP 作用于细胞，Western blot 结果显示，该抑制剂能显著逆转 FMBP 诱导的激活型 caspase-8 和 caspase-3 表达升高效应；MTT 实验结果显示，10μmol/L 和 20μmol/L 的 z-VAD-FMK 均能显著拮抗 FMBP 诱导的细胞增殖效应（图 3-5C 和图 3-5D）。这些研究结果表明：FMBP 诱导的结直肠癌细胞凋亡效应，是通过 caspases 家族蛋白介导的，且 FMBP 可能既激活了结直肠癌细胞的外源性死亡受体路径，又激活了其内源性凋亡路径。

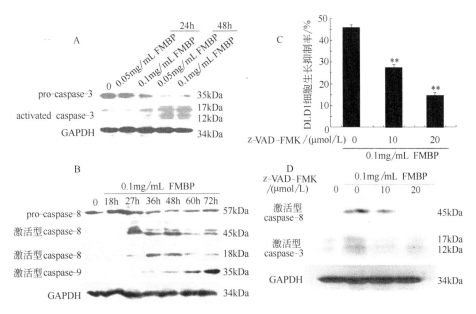

图 3-5　FMBP 通过 caspases 依赖的凋亡途径诱导结直肠癌细胞凋亡

A. Western blot 检测 caspase-3 的表达水平；B. Western blot 检测 caspase-8 和 caspase-9 的表达水平；C 和 D. caspases 抑制剂逆转 FMBP 抑制的细胞增殖效应，

** $p < 0.01$，与单独用 FMBP 处理的细胞相比较

3.4.3　FMBP 显著增加了结直肠癌细胞线粒体膜的通透性

　　线粒体在诱导和调控细胞凋亡的过程中扮演着非常关键的角色。线粒体是由双层膜围成的囊状结构，正常情况下线粒体外膜（outer mitochondrial membrane，OMM）为高通透性，内膜（inner mitochondrial membrane，

IMM）通透性相对较低。线粒体内膜上存在质子泵，可以将基质中的质子泵入外室，从而使得内外室电压不平衡而形成跨膜电位[32]。线粒体通透性转换孔（mitochondrial permeability transition pore，MPTP）是由 Hunter DR 于 1976 年首先描述的，是位于线粒体内外膜之间由多个蛋白质组成的复合通道，是调节线粒体调控细胞凋亡的关键环节[33]。线粒体跨膜电位的下降是细胞凋亡发生的先导，远早于线粒体形态学改变及 DNA 断裂，也早于磷脂酰丝氨酸（PS）外翻及 caspases 活化等[34]。因此，用 JC-1 染色流式细胞仪检测了 FMBP 处理后 DLD1 细胞线粒体膜电位 $\Delta\psi_m$ 的变化。JC-1 探针是一种广泛用于检测线粒体膜电位的荧光探针。JC-1 有单体和多聚体两种形式存在，两者发射光谱不同。线粒体膜电位较高时，JC-1 聚集在线粒体基质中，以聚合物存在，发出红色荧光；线粒体膜电位降低后，JC-1 被从基质中释放，此时为单体，发出绿色荧光。因此，可用红绿荧光的比例来衡量线粒体膜电位的变化。如图 3-6A 和图 3-6B 结果所示，FMBP 处理后，DLD1 细胞的荧光分布发生了变化，随着处理浓度的升高，发红色荧光的细胞越来越少，而发绿色荧光的细胞越来越多。说明 FMBP 诱导线粒体膜电位发生下降。

Bcl-2 家族蛋白能够调控 MPTP 的功能，Bcl-2 家族蛋白中的一类为抗凋亡蛋白，如 Bcl-2、Bcl-XL 等，可以通过促进线粒体内的质子外流，抑制

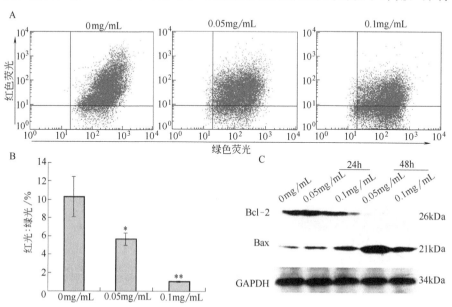

图 3-6　FMBP 对 DLD1 细胞线粒体膜电位的影响

A 和 B. 流式细胞仪检测 DLD1 细胞线粒体膜电位的变化，$^*p<0.05$，$^{**}p<0.01$ 与对照相比较；C. Western blot 检测 Bax 和 Bcl-2 的表达水平

线粒体跨膜电位的降低，进而保护外膜的完整性，抑制细胞色素 c 的释放，阻止 caspase 的级联激活，从而减少细胞凋亡；另一类为促凋亡蛋白，如 Bax、Bak、Bid 等与抗凋亡蛋白的功能正好相反[35]；也就是说，Bcl-2 家族的抗凋亡蛋白通过与促凋亡蛋白竞争性地同 MPTP 结合，调控 MPTP 的开放，而 MPTP 的持续性开放可以导致膜电位消失，线粒体呼吸链断裂，包括细胞色素 c、caspase 等凋亡因子的释放，从而启动细胞凋亡过程[36]。研究显示，Bcl-2/Bax 的比值越小，线粒体膜电位越低[8,37]。这些研究说明：Bcl-2 家族介导的线粒体膜电位在线粒体凋亡路径中扮演了重要的角色。Western blot 结果显示，随着 FMBP 处理浓度的增加，抗凋亡蛋白 Bcl-2 的表达量逐渐降低，而促凋亡蛋白 Bax 的表达量逐渐升高，导致 Bcl-2/Bax 的比值减少，进一步诱导 DLD1 细胞线粒体膜电位下降，导致早期凋亡发生（图 3-6C）。

3.4.4 FMBP 抗结直肠癌效应的作用机制

根据上述研究结果，FMBP 能够靶向抑制结直肠癌细胞 DLD1、SW480、HT29 的增殖，且具有浓度和时间依赖性；而对正常结肠上皮细胞 FHC 无明显作用。FMBP 诱导结直肠癌细胞凋亡的作用机制如图 3-7 所示。FMBP 可能通过与细胞膜上受体结合，下调其下游与细胞周期 G_0/G_1 相关的调控蛋白 cMyc，CyclinD1 和 p-Rb，使细胞在 G_0/G_1 期阻滞，抑制细胞

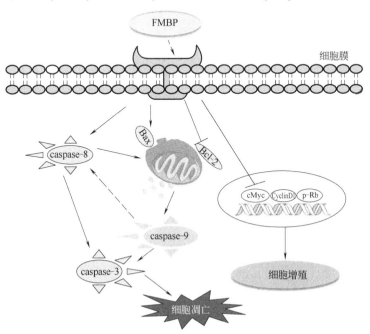

图 3-7 FMBP 抗结直肠癌效应的信号通路图

增殖；另外，FMBP 通过激活下游 caspase-8 介导的外源性凋亡途径和线粒体介导的内源性凋亡途径，进而诱导结直肠癌细胞凋亡[38]。有趣的是，FMBP 对正常结肠上皮细胞的生长无明显影响，表现出了其对结直肠癌细胞特异的靶向性。关于 FMBP 发挥靶向诱导结直肠癌细胞凋亡的作用机制在后续章节中会进一步详细阐明。

参考文献

[1]　ESTAQUIER J, VALLETTE F, VAYSSIERE J-L, et al. The mitochondrial pathways of apoptosis [J]. Advances in Mitochondrial Medicine. Springer, 2012, 157-183.

[2]　蔡循，陈国强，陈竺，等.线粒体跨膜电位与细胞凋亡 [J].生物化学与生物物理进展，2001，28（1）：3-6.

[3]　REED J C. Dysregulation of apoptosis in cancer [J]. Journal of Clinical Oncology, 1999, 17 (9): 2941-2953.

[4]　KANNAN A, HETTIARACHCHY N, JOHNSON M G, et al. Human colon and liver cancer cell proliferation inhibition by peptide hydrolysates derived from heat-stabilized defatted rice bran [J]. Journal of agricultural and food chemistry, 2008, 56 (24): 11643-11647.

[5]　KANNAN A, HETTIARACHCHY N, NARAYAN S. Colon and breast anti-cancer effects of peptide hydrolysates derived from rice bran [J]. The Open Bioactive Compounds Journal, 2009, 2 (1): 17-20.

[6]　KANNAN A, HETTIARACHCHY N S, LAY J O, et al. Human cancer cell proliferation inhibition by a pentapeptide isolated and characterized from rice bran [J]. Peptides, 2010, 31 (9): 1629-1634.

[7]　仇燕崃，李楠，韩国柱，等.表没食子儿茶素没食子酸酯的研究进展 [J].中草药，2006（2）：303-306.

[8]　LI Y Y, ZHANG Z, WANG Z H, et al. rBTI induces apoptosis in human solid tumor cell lines by loss in mitochondrial transmembrane potential and caspase activation [J]. Toxicology letters, 2009, 189 (2): 166-175.

[9]　HUANG L W, HSIEH B S, CHENG H L, et al. Arecoline decreases interleukin-6 production and induces apoptosis and cell cycle arrest in human basal cell carcinoma cells [J]. Toxicology and applied pharmacology, 2012, 258 (2): 199-207.

[10]　MELET A, SONG K, BUCUR O, et al. Apoptotic pathways in tumor progression and therapy [J]. Programmed cell death in cancer progression and therapy. Springer, 2007, 47-79.

[11]　KING K, CIDLOWSKI J. Cell cycle regulation and apoptosis 1 [J]. Annual review

of physiology，1998，60（1）：601-617.

[12]　AL-MAGHRABI J，AL-AHWAL M，BUHMEIDA A，et al. Expression of cell cycle regulators p21 and p27 as predictors of disease outcome in colorectal carcinoma [J]. Journal of gastrointestinal cancer，2012，43（2）：279-287.

[13]　CALL J A，ECKHARDT S G，CAMIDGE D R. Targeted manipulation of apoptosis in cancer treatment [J]. The lancet oncology，2008，9（10）：1002-1011.

[14]　NAKANISHI M，SHIMADA M，NIIDA H. Genetic instability in cancer cells by impaired cell cycle checkpoints [J]. Cancer science，2006，97（10）：984-989.

[15]　吴永平，柳红，黄艳. 三氧化二砷通过诱导结直肠癌 LoVo 细胞凋亡和坏死抑制其生长 [J]. 徐州医学院学报，2001（6）：7-10.

[16]　纪欣，布立民，陈刚，等. 穿琥宁对人大肠癌 HCT-8 细胞生长的影响 [J]. 现代消化及介入诊疗，2003（2）：20-21.

[17]　孙立群，于庭，孙飞，等. 姜黄素对 SW480 细胞株诱导分化的研究 [J]. 中国实验诊断学，2005，9（6）：926-928.

[18]　崔映宇，王宏斌，谢衡，等. 马尾松树皮提取物体外抑制人大肠癌细胞生长机理初探 [J]. 中国农业大学学报，2007，12（4）：7-14.

[19]　周清安. 猫爪草皂苷对大肠癌增殖和凋亡的影响及其机制研究 [D]. 南京：南京中医药大学，2009.

[20]　CONESA-ZAMORA P. Role of cell cycle biomarkers in human papillomavirus related uterine lesions [J]. Curr Pharm Des，2013，19（8）：1412-1424.

[21]　JOHNSON D，WALKER C. Cyclins and cell cycle checkpoints [J]. Annual review of pharmacology and toxicology，1999，39（1）：295-312.

[22]　SKOUTERIS G，SCHRODER C. C-myc is required for the G_0/G_1-S transition of primary hepatocytes stimulated with a deleted form of hepatocyte growth factor [J]. Biochem J，1996，316：879-886.

[23]　PORTER A G，JäNICKE R U. Emerging roles of caspase-3 in apoptosis [J]. Cell death and differentiation，1999，6（2）：99-104.

[24]　COHEN G. Caspases：the executioners of apoptosis [J]. Biochem J，1997，326：1-16.

[25]　BUDIHARDJO I，OLIVER H，LUTTER M，et al. Biochemical pathways of caspase activation during apoptosis [J]. Annual review of cell and developmental biology，1999，15（1）：269-290.

[26]　ELMORE S. Apoptosis：a review of programmed cell death [J]. Toxicologic pathology，2007，35（4）：495-516.

[27]　SHI Y. Caspase activation：revisiting the induced proximity model [J]. Cell，2004，117（7）：855-858.

[28]　DONEPUDI M，SWEENEY A M，BRIAND C，et al. Insights into the regulatory

mechanism for caspase-8 activation [J]. Molecular Cell, 2003, 11 (2): 543-549.

[29] WAJANT H. The Fas signaling pathway: more than a paradigm [J]. Science, 2002, 296 (5573): 1635-1636.

[30] PENG L, NIJHAWAN D, BUDIHARDJO I, et al. Cytochrome c and dATP-dependent formation of Apaf-1/caspase-9 complex initiates an apoptotic protease cascade [J]. Cell, 1997, 91 (4): 479-489.

[31] GREEN D R, REED J C. Mitochondria and apoptosis [J]. Science-AAAS-Weekly Paper Edition, 1998, 281 (5381): 1309-1311.

[32] 刘晓婷，王延让，张明. 线粒体介导细胞凋亡的研究进展 [J]. 环境与健康杂志，2013 (2): 182-185.

[33] LEYTIN V, ALLEN D J, MUTLU A, et al. Mitochondrial control of platelet apoptosis: effect of cyclosporin A, an inhibitor of the mitochondrial permeability transition pore [J]. Laboratory investigation: a journal of technical methods and pathology, 2009, 89 (4): 374-384.

[34] MARCHETTI P, CASTEDO M, SUSIN S A, et al. Mitochondrial permeability transition is a central coordinating event of apoptosis [J]. The Journal of experimental medicine, 1996, 184 (3): 1155-1160.

[35] KROEMER G. The proto-oncogene Bcl-2 and its role in regulating apoptosis [J]. Nature medicine, 1997, 3 (6): 614-620.

[36] RAISOVA M, HOSSINI A M, EBERLE J, et al. The Bax/Bcl-2 ratio determines the susceptibility of human melanoma cells to CD95/Fas-mediated apoptosis [J]. Journal of investigative dermatology, 2001, 117 (2): 333-340.

[37] DANIAL N N. BCL-2 family proteins: critical checkpoints of apoptotic cell death [J]. Clinical Cancer Research, 2007, 13 (24): 7254-7263.

[38] SHAN S, LI Z, NEWTON I P, et al. A novel protein extracted from foxtail millet bran displays anti-carcinogenic effects in human colon cancer cells [J]. Toxicology Letters, 2014, 227: 129-138.

FMBP 通过诱导细胞氧化应激发挥靶向抗结直肠癌作用

活性氧（reactive oxygen species，ROS）是细胞有氧呼吸过程中产生的氧代谢产物及其衍生的含氧物质的统称，包含自由基（如超氧化物和羟基）和非自由基（如 H_2O_2）[1]。在多数癌症患者中都检测到 ROS 的升高[2]，ROS 作为氧化还原信号分子，其相关敏感信号通路蛋白在许多类型的癌症中表达持续升高，在肿瘤细胞的增殖、分化、凋亡、葡萄糖代谢、蛋白质合成、细胞存活和炎症反应等生物功能过程中扮演了非常关键的角色[3]。如 ROS 可调控细胞周期相关信号通路抑制肿瘤细胞增殖[4,5]；ROS 可以直接或间接激活 caspases 家族依赖的两条经典的凋亡途径（死亡受体介导的外源性凋亡途径、线粒体介导的内源性凋亡途径）来诱导细胞凋亡[6,7]。活性氧（ROS）和自由基清除系统共同维持机体的氧化与抗氧化的稳态平衡。研究表明，在肿瘤细胞内，这种平衡被破坏，ROS 含量升高，使细胞内的氧化应激基底水平较正常细胞高，处于氧化应激状态；而在正常细胞内，由于 ROS 基底水平低，使其对氧化应激有更强的耐受，如外来因素化疗药物等作用于肿瘤细胞后，诱导其产生额外的氧化应激，使得细胞的氧化应激能力达到凋亡的阈值，细胞凋亡。因此，诱导肿瘤细胞产生过量的 ROS，维持机体内氧化与抗氧化的稳态平衡，可以作为肿瘤靶向治疗的有效策略，目前基于 ROS 的抗肿瘤药物在降低毒副作用和提高肿瘤靶向性治疗等方面显示出巨大的优势。

通过第 2 章和第 3 章的研究发现：谷糠过氧化物酶 FMBP 能够靶向抑制结直肠癌 DLD1 细胞增殖，诱导其凋亡效应，但对正常结肠上皮细胞 FHC 的生长和凋亡无明显影响，这说明，FMBP 对肿瘤细胞具有很好的靶向性和特异性，因此，笔者团队对 FMBP 靶向结直肠癌细胞的潜在机制产生了兴趣。上文提到，由于肿瘤细胞较正常细胞而言，处于相对较高的氧化还原状态，通过调控细胞内 ROS 的水平可以选择性地杀死肿瘤细胞。而 FMBP 是谷子中一种 class Ⅲ 型过氧化物酶，该酶的特性是在不同生理条件下可能发挥抗氧化或促氧化的相反效应。由此推测：FMBP 蛋白的靶向抗结直肠癌效应可能与细胞内 ROS 的变化有关。

因此，本章从细胞氧化应激的角度，初步阐明了 FMBP 在癌细胞和正常细胞之间表现出非常不同的细胞毒性的可能原因。研究结果表明，与正常细胞相比，FMBP 在结直肠癌细胞中具有特异的促氧化作用，导致活性氧在结直肠癌细胞中的积累比正常细胞多。此外，活性氧在结直肠癌细胞中的积累部分归因于 Nrf2 表达的下调、下游过氧化氢酶活性和谷胱甘肽含量的降低。随后，活性氧的升高导致 STAT3 信号通路的阻断，并导致对结直肠癌细胞的靶向抗结直肠癌作用。

4.1

ROS 抑制剂（NAC）逆转 FMBP 抗结直肠癌活性的检测方法

4.1.1 细胞培养方法

RPMI-1640 培养基和 FBS 购自 GIBCO（Grand Island，NY，USA）。HCT116 细胞系[8,9] 和 DLD1 细胞系[10] 是人类结直肠癌细胞系中 Duke A 型和 Duke C 型的典型代表。为了观察 FMBP 对结直肠癌细胞不同 Duke 期的抑制作用，选择 HCT116（Duke A 型）和 DLD1（Duke C 型）细胞系。培养基和胎牛血清来自 GIBCO。人结直肠癌细胞系 DLD1、HCT116 和人结肠上皮细胞系 FHC 分别在 5% CO_2 培养箱中于 37℃ 在添加有 10%（体积比）热灭活胎牛血清（FBS）的 RPMI 1640 培养基和 1/2 DMEM-F12 培养基中培养。所有培养基均添加 $100\mu L/mL$ 青霉素和 $100\mu g/mL$ 链霉素（Sigma，St. Louis，MO，USA）。细胞生长至约 80%，进行传代培养。第二至第五代细胞用于所有实验。在细胞培养中进行了支原体和细菌污染的检测试验。细胞培养中的所有细胞培养瓶和培养板均购自 Corning 公司。

4.1.2 细胞克隆形成能力的检测方法

细胞克隆形成实验根据文献所述的方法[11] 进行，稍作修改。将 HCT116、FHC 和 DLD1 细胞胰蛋白酶消化后，并以每孔 5×10^3 个细胞的密度接种在新的 24 孔培养皿中 24h，随后用不同浓度 FMBP（0mg/mL、0.0125mg/mL、0.025mg/mL、0.0375mg/mL、0.05mg/mL）处理。7d 后，将 24 孔板细胞固定 20min，用结晶紫 [0.1%（质量浓度）] 染色 15min，用

PBS 洗涤，并拍照。随后，将晶体溶解在 150μL 1% 十二烷基硫酸钠中。在 570nm 处测量溶解溶液的吸光度。细胞存活率按 2.1.2（2）所述进行计数。测定 FMBP 对细胞克隆形成能力的影响。

乙酰半胱氨酸（NAC）购自碧云天生物技术研究所。NAC 作为一种活性氧清除剂，可以减轻氧化应激。细胞按上述方法培养，待细胞贴壁后，取出培养板。DLD1 细胞中加入含有 6mmol/L NAC 的培养基预处理 30min；HCT116 细胞中加入含有 3mmol/L NAC 的培养基预处理 30min；随后再向上述细胞中分别加入 0.05mg/mL 的 FMBP，孵育 7d。按照上述方法，测定 NAC 对 FMBP 抑制细胞克隆形成能力的逆转现象。

4.1.3 细胞增殖能力的检测方法

根据 2.1.2（2）中所述的方法[11] 进行细胞活力的测定，稍作修改。HCT116、FHC 和 DLD1 细胞分别用不同浓度的 FMBP（0mg/mL、0.05mg/mL、0.1mg/mL）孵育 24h、48h 和 48h。然后，用 PBS 洗涤细胞，用 5mg/mL MTT 孵育 4h，然后加入 150μL DMSO。吸光度在 570nm 处测量。使用以下公式计算细胞存活率：

$$细胞存活率(\%) = \frac{OD_{570}（处理）}{OD_{570}（对照）} \times 100\%$$

细胞按上述方法培养，DLD1 细胞中加入含有 6mmol/L NAC 的培养基预处理 30min；HCT116 细胞中加入含有 3mmol/L NAC 的培养基预处理 30min；随后再向细胞中分别加入 0.05mg/mL、0.1mg/mL 的 FMBP，HCT116 孵育 24h，DLD1 孵育 48h。按照上述方法，随后被分为四组：①空白对照组；②加 NAC 组；③加 FMBP 组；④加 NAC＋FMBP 组。加入 MTT 测定 NAC 对 FMBP 抑制细胞增殖能力的逆转现象。

4.2
FMBP 干预细胞内氧化应激相关指标的测定方法

4.2.1 细胞内活性氧含量的检测方法

2′,7′-二氯荧光素二乙酸酯（DCFH-DA）购自碧云天生物技术研究所。

利用 DCFH-DA 荧光探针进行活性氧检测[12]。DCFH-DA 本身无荧光，可以自由穿过细胞膜，进入细胞后，可以被细胞内的酯酶水解成 DCFH，而 DCFH 不能通透细胞膜，使探针很容易被装载到细胞内。细胞内的活性氧可以将无荧光的 DCFH 氧化生成有荧光的 DCF[13]。因此，检测 DCF 的荧光水平就可以评估细胞内活性氧的水平。

选取对数生长期的人结直肠癌细胞株 DLD1、HCT116 和人正常结肠上皮细胞株 FHC，用 0.25% 的胰酶消化细胞，按 4×10^5/孔的细胞密度接种于 6 孔培养板中，于 37℃、5% CO_2 的培养箱中培养 24h；待细胞贴壁后，取出培养板，换新鲜培养基，分别加入 0.025mg/mL、0.05mg/mL、0.1mg/mL 的 FMBP，同时设置空白对照组，在相同条件下 HCT116 孵育 24h，DLD1 和 FHC 孵育 48h；在处理时间结束前 1h，配制 DCFH-DA 探针稀释液，配制过程尽量避光，计算样品个数，按 DCFH-DA 母液：无血清培养基＝1：10000 的比例进行稀释；吸去板中旧培养基，PBS 洗 3 次，每孔加 1000μL 的上述探针稀释液，于 37℃、5% CO_2 的培养箱中孵育 20～30min；吸去探针稀释液，PBS 洗 3 次，每孔加 1000μL 的 PBS，用细胞刮子刮取细胞，吹匀，进行计数，调整细胞密度，使各样品的细胞密度统一至 1×10^5 个/200μL；按每个孔 200μL 的量加入黑色的 96 孔酶标板中，机器检测荧光强度。酶标仪所用激发波长 488nm，发射波长 525nm。

4.2.2　细胞内抗氧化指标的检测方法

总超氧化物歧化酶（SOD）测试盒、过氧化氢酶（CAT）测定试剂盒和还原型谷胱甘肽（GSH）测定试剂盒均购自南京建成生物工程研究所。

选取对数生长期的人结直肠癌细胞株 DLD1、HCT116 和人正常结肠上皮细胞株 FHC，用胰酶消化细胞，按 2×10^6 个/孔的细胞密度接种于 60mm 的细胞培养皿中，放在 37℃下、5% CO_2 的培养箱中培养 24h；待细胞贴壁后，取出培养皿，换新鲜培养基，分别加入 0.05mg/mL、0.1mg/mL FMBP，同时设置空白对照组，在相同条件下 HCT116 孵育 24h，DLD1 和 FHC 孵育 48h；弃去培养液，加入预冷的 PBS，用细胞刮刮下细胞，1000r/min 离心 5min，弃上清，根据沉淀的量加入适量的 PBS，超声破碎细胞 3～4 次；6000r/min 离心 5min，吸取上清；参照 3.1.2（2）中描述的方法检测待测样品蛋白浓度。

取 100μL 的各蛋白样品，按照 SOD、CAT、GSH 测定试剂盒说明书进行酶活性测定。

① 定义：每毫克蛋白在 1mL 反应液中 SOD 抑制率达 50％时所对应的 SOD 量为一个 SOD 活力单位（U）。

$$SOD\ 活力 = \frac{对照\ OD\ 值 - 测定\ OD\ 值}{对照\ OD\ 值} \div 50\% \times \frac{反应液体积(mL)}{取样量(mL)} \div$$

待测样本蛋白浓度(mg prot/mL)

② 定义：每毫克蛋白每秒分解 1μmol 的 H_2O_2 的量为一个 CAT 活力单位（U）。

$$\underset{(U/mg\ prot)}{CAT\ 活力} = (对照\ OD\ 值 - 测定\ OD\ 值) \times 271 \times \frac{1}{60 \times 取样量} \div$$

待测样本蛋白浓度(mg prot/mL)

③ $$\underset{(mg\ GSH/g\ prot)}{GSH\ 含量} = \frac{测定\ OD - 空白\ OD}{标准\ OD - 空白\ OD} \times \underset{(0.02mmol/L)}{标准品浓度} \times 307 \times$$

样本稀释倍数 ÷ 待测蛋白浓度（g prot/L）

4.2.3 蛋白质印迹技术分析蛋白的表达水平

根据 3.1.2 中所述的方法进行 Western blot 分析，稍作修改。取对数生长期的 DLD1、HCT116 和 FHC 细胞，分别用不同浓度的 FMBP（0mg/mL、0.025mg/mL、0.05mg/mL、0.1mg/mL）孵育细胞 48h，然后通过加入细胞裂解缓冲液（pH7.5，20mmol/L Tris，150mmol/L 氯化钠，1％ Triton X-100，0.1％ SDS，2mmol/L 焦磷酸钠，25mmol/L β-甘油磷酸盐，1mmol/L 乙二胺四乙酸，1mmol/L Na_3VO_4，0.5μg/mL leupeptin，1mmol/L PMSF）降解这些细胞。在冰上孵育 30min 后，裂解物在 17949g 离心 15min。用 10％的十二烷基硫酸钠聚丙烯酰胺凝胶电泳分离等效的蛋白质，然后转移到 PVDF 膜上。在 TBST 中加 5％牛血清白蛋白，将 Nrf2、p-STAT3[Ser727] 的抗体稀释 1000 倍，以 GAPDH、β-肌动蛋白作为内源性对照，用上述相同的牛血清白蛋白溶液稀释 3000 倍，然后加入辣根过氧化物酶结合的二级抗体。用 TBST 洗涤缓冲液洗涤膜 3 次。洗涤缓冲液至少更换 3～5 次。该程序要求根据制造商的说明，通过混合等量的检测试剂 1 和 2 来制备底物工作溶液。在每平方厘米膜中加入 125μL 工作溶液后，将膜放入膜盒中，使蛋白质面朝上。所有的灯都关掉，X 光胶片小心翼翼地放在 PVDF 膜的顶部。经过适当的曝光时间后，获得最佳结果。Nrf2 的抗体购自巴傲得生物科技有限公司；抗体 p-STAT3^{Ser727} 购自生工生物工程股份有限公司；抗体 β-肌动蛋白和 GAP-DH 购自 Abmart 生物科技有限公司。蛋白质印迹数据通过方差分析进行分析。使用凝胶分析软件对蛋白质条带进行可视化。

4.3
FMBP 抑制结直肠癌细胞存活和集落形成能力

为了检测 FMBP 的靶向抗结直肠癌活性，测定了 FMBP 对结直肠癌 DLD1、HCT116 细胞和正常结肠上皮 FHC 细胞存活能力和集落形成能力的影响。结果显示：FMBP 以剂量依赖性的方式靶向抑制了结直肠癌 DLD1 和 HCT116 细胞的生长，但对正常结肠上皮细胞 FHC 无影响（图 4-1A）。如图 4-1B 和图 4-1C 结果所示：与对照组相比，结直肠癌

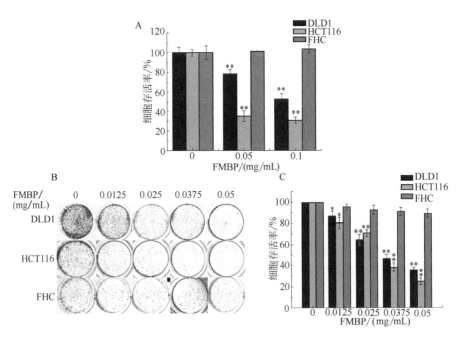

图 4-1　FMBP 对细胞存活和集落形成能力的影响

A. FMBP 对细胞增殖能力的影响；B. FMBP 对细胞克隆形成能力的影响；C. B 的统计图数据采用 SPSS17.0 软件将结果进行统计学分析，对照组和处理组之间数据的显著性通过 t 检验分析；* $p < 0.05$ 和 ** $p < 0.01$ 表示显著和高度显著性差异

DLD1 和 HCT116 细胞的集落数量和大小呈现出显著的剂量依赖性的减少，而对正常结肠上皮细胞 FHC 没有影响。这些结果表明 FMBP 具有靶向抗结直肠癌的活性。

4.4
FMBP 诱导了结直肠癌细胞的氧化应激效应

4.4.1 FMBP 显著诱导了结直肠癌细胞内 ROS 的积累

ROS 指机体内的氧化系统包括自由基分子和一些自由基衍生物，自由基分子主要包括一个或多个未配对电子，如超氧阴离子（O_2^-·），羟自由基（OH·），过氧自由基（RO_2·），烷氧基（RO·），一氧化氮（NO·）等；自由基衍生物主要是过氧化氢（H_2O_2）等[14]。机体内存在着自由基的清除体系，在正常生理状态下，细胞内氧化与抗氧化细胞共同维持细胞体内平衡；而在肿瘤细胞及一些病理细胞中，ROS 水平较正常细胞高，细胞处于氧化应激状态，使得肿瘤细胞对 ROS 的敏感度较正常细胞高，所以 ROS 被认为是肿瘤治疗的新靶点[15~18]。目前已发现许多抗肿瘤分子可以通过诱导 ROS 积累发挥抗肿瘤作用。如王红阳院士研究团队发现，高浓度的维生素 C 通过增加肝癌干细胞内的 ROS 含量，引起 DNA 损伤和能量耗竭，最终导致肝癌干细胞周期阻滞和凋亡[19]；一些天然化合物也可通过诱导肿瘤细胞内 ROS 产生增加，从而诱导肿瘤细胞凋亡，如冬凌草有显著的抗肿瘤活性，据报道，冬凌草甲素也可诱导多种癌细胞凋亡或自噬，这与其诱导细胞 ROS 产生增加有关[20,21]；Zhang 等研究发现：木香烃内酯以浓度依赖性方式诱导食管癌细胞内 ROS 的产生，通过上调 Bax，下调 Bcl-2，导致线粒体膜电位的丧失，显著激活胱天蛋白酶 3 和多聚 ADP-核糖聚合酶，从而引发食管癌细胞凋亡[22]。

第 2 章的研究发现：质谱鉴定结合基因序列分析，FMBP 属于血红素依赖的Ⅲ型过氧化物酶家族蛋白。第 1 章介绍了Ⅲ型过氧化物酶家族的一个显著特征是可以作为一个双功能酶，一方面作为抗氧化剂，清除 ROS；另一方面，在特殊的生理条件下，作为促氧化剂，可以产生 ROS[23]。近年来研究表明，抗氧化剂的这种促氧化作用，可以作为肿瘤靶向治疗的一个策略[24]。第 2 章和 3 章介绍了 FMBP 在体外具有靶向抗结直肠癌效应。为了探讨 FMBP 的靶向抗结直肠癌活性是否与 ROS 相关，利用 DCFH-DA 荧光探针标记，酶标仪检测 FMBP 处理对 DLD1、HCT1116 和 FHC 细胞内活性氧含量的影响。结果表明：FMBP 处理后，三种细胞内活性氧含量均显著升高，但同等条件下各细胞 ROS 水平的升高幅度不相同；当 FMBP 浓度达 0.1mg/mL 时，DLD1 细胞内 ROS 升高了 10 倍左右，HCT116 细胞内 ROS 升高了 6 倍左右；而 FHC 细胞内 ROS 仅升高了 2 倍左右（图 4-2A）。随后用 ROS 抑制剂 NAC 预处理 DLD1 和 FHC 细胞，再加入 FMBP 共处理，发现 FMBP 诱导的 ROS 增高效应被显著逆转（图 4-2B）。随后，用 NAC 和 FMBP 联合治疗结直肠癌 DLD1 和 HCT116 细胞，发现 FMBP 诱导的抗细胞增殖作用和抑制细胞集落形成能力被 ROS 的抑制剂 NAC 显著逆转（图 4-2C～图 4-2E）。这些结果表明：FMBP 诱导结直肠癌细胞内 ROS 的过度积累可能是其发挥靶向抗结直肠癌作用的主要因素。据报道，HCT116 和 DLD1 是人类结直肠癌细胞系中 Duke A 型和 Duke C 型的典型

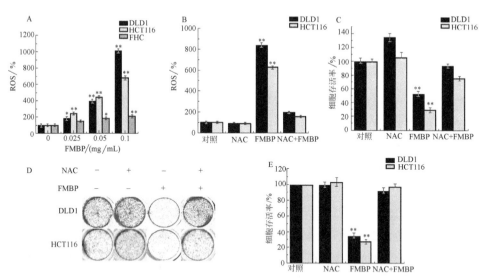

图 4-2　FMBP 对结直肠癌细胞内 ROS 含量的影响

A. FMBP 对结直肠癌细胞内 ROS 含量的影响；B. NAC 对 FMBP 诱导结直肠癌细胞内 ROS 升高的影响，与对照进行比较，$^*p<0.05$，$^{**}p<0.01$；C. NAC 和 FMBP 联合处理对结直肠癌细胞存活的影响，与对照组比较，$^*p<0.05$，$^{**}p<0.01$；D. 立体显微镜观察 NAC 和 FMBP 共处理对细胞集落形成的影响；E. 结晶紫法测定细胞存活率，与对照组比较，$^*p<0.05$，$^{**}p<0.01$

代表。因此，FMBP 对 DLD1 和 HCT116 细胞系生长的不同抑制作用可能归因于不同恶性程度的结直肠癌细胞，其细胞内 ROS 的基底水平有所差异。

4.4.2 FMBP 降低了结直肠癌细胞内抗氧化相关指标的水平

机体内存在着自由基的清除体系，分别是酶系统和非酶系统。酶系统主要包括超氧化物歧化酶（SOD）、谷胱甘肽过氧化物酶（GSH-Px）、过氧化物酶（POD）和过氧化氢酶（CAT）等；非酶系统包括谷胱甘肽（GSH），β-胡萝卜素（β-carotene），维生素 C，维生素 E 等[25]。笔者推测：FMBP 诱导结直肠癌细胞内 ROS 积累可能与细胞内抗氧化系统失调有关。因此，接下来检测了 FMBP 处理后细胞内的抗氧化系统（SOD、CAT 和 GSH）的变化情况。

（1）超氧化物歧化酶（SOD）　SOD（EC1.15.1.1）在细胞内负责将超氧阴离子自由基（$\cdot O_2^-$）转化为 H_2O_2，消除 $\cdot O_2^-$ 对细胞的损害[25~27]。目前研究表明：一些抗肿瘤药物通过降低肿瘤细胞内 SOD 活性，使细胞内产生过量的 $\cdot O_2^-$ 来诱导细胞凋亡，发挥其抗肿瘤效应[28]。为了确定 FMBP 是否影响细胞内 SOD 的活性，DLD1、HCT116 和 FHC 细胞的 SOD 活性被检测，结果显示，DLD1 细胞内 SOD 活性在 FMBP 处理后，与对照相比显著升高，并且具有浓度依赖性；而 HCT116 和 FHC 细胞的 SOD 活性在处理前后无明显变化（图 4-3）。这间接说明，DLD1、

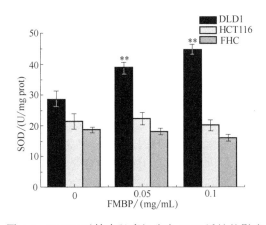

图 4-3　FMBP 对结直肠癌细胞内 SOD 活性的影响

HCT116 和 FHC 细胞在 FMBP 的诱导下，$\cdot O_2^-$ 的含量并未积累，而是在 SOD 的催化下，转化成了 H_2O_2。

（2）过氧化氢酶（CAT） CAT（EC1.11.1.6）广泛存在于哺乳动物的各组织中，也是细胞内重要的抗氧化酶，主要负责将细胞内的 H_2O_2 转化成 H_2O[25~27]。CAT 在清除 ROS、维持氧化还原状态的平衡方面能够发挥重要作用。研究表明，抑制肿瘤细胞内 CAT 的表达或活性，能够活化肿瘤细胞内多条凋亡信号通路并促进细胞凋亡[29~31]。通过检测 FMBP 对结直肠癌细胞内 CAT 活性的影响，发现 FMBP 处理 DLD1、HCT116 和 FHC 细胞后，DLD1 和 HCT116 细胞与对照相比，其 CAT 活性显著下降，并呈现浓度依赖性，而 FHC 细胞内的 CAT 活性无明显变化（图 4-4A）；随后用 NAC 预处理细胞，再用 0.1mg/mL 的 FMBP 处理 DLD1 和 HCT116 细胞，结果表明，NAC 能够部分拮抗 FMBP 诱导的 CAT 活性抑制效应（图 4-4B）。初步推断 FMBP 诱导结直肠癌细胞内产生 ROS 的主要来源为 H_2O_2。

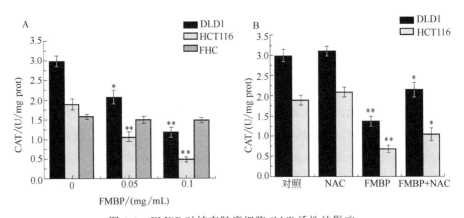

图 4-4　FMBP 对结直肠癌细胞 CAT 活性的影响

A. FMBP 对结直肠癌 DLD1 和 HCT116 细胞 CAT 活性的影响；B. NAC 对 FMBP 诱导结直肠癌
细胞 CAT 活性下降的影响；* $p < 0.05$，** $p < 0.01$，与对照进行比较

（3）谷胱甘肽（GSH） GSH 是一种细胞内重要的小分子非酶抗氧化剂，能够保护体内许多酶类分子中的巯基，在维持细胞氧化还原状态中扮演了非常关键的角色[32]。GSH 在谷胱甘肽过氧化物酶的作用下可以将细胞内的 H_2O_2 还原成 H_2O[33,34]。研究表明：阻断 GSH 的合成或降低细胞内 GSH 的含量，可促进 ROS 的生成，造成 ROS 的蓄积，诱导肿瘤细胞凋亡[35~37]。FMBP 处理后，DLD1 和 HCT116 细胞内 GSH 含量与对照相比显著降低（$p < 0.01$），且具浓度依赖性；而 FHC 细胞内的 GSH 含量在处

理前后无明显变化（图 4-5A）。加入 NAC 预处理 DLD1 和 HCT116 细胞后，发现 FMBP 诱导的 GSH 含量降低效应有所逆转（图 4-5B）。这些结果进一步说明：FMBP 通过诱导 H_2O_2 在结直肠癌细胞内过多积累，激活下游相关信号通路，诱导癌细胞凋亡。

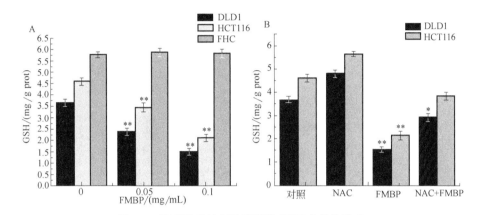

图 4-5　FMBP 对结直肠癌细胞 GSH 含量的影响

A. FMBP 对 DLD1、HCT116 和 FHC 细胞内 GSH 含量的影响；B. NAC 和 FMBP 共处理对结直肠癌细胞内 GSH 含量的影响；$^*p < 0.05$，$^{**}p < 0.01$，与对照进行比较

4.4.3　FMBP 下调了结直肠癌细胞内 Nrf2 的表达水平

Nrf2 是一种常见的转录因子，Nrf2 驱动抗氧化酶的表达，如超氧化物歧化酶、过氧化氢酶、谷胱甘肽、谷胱甘肽过氧化物酶，在氧化或氧化还原应激下能够调节细胞内稳态[38~40]。Nrf2 的激活导致 Nrf2 下游基因的上调，特别是控制抗氧化基因如 HO-1（血红素氧化酶-1）、SOD、CAT 和 GSH 的表达，从而抑制 ROS 的积累[41]。因此，通过 Western blot 蛋白印迹技术检测了 FMBP 处理对结直肠癌细胞 DLD1、HCT116 和正常结肠上皮细胞 FHC 内 Nrf2 表达水平的影响。如图 4-6 结果显示：FMBP 可剂量依赖性地降低结直肠癌 DLD1 和 HCT116 细胞中 Nrf2 的表达，但对正常结肠上皮细胞 FHC 几乎不起作用。由此推测，FMBP 诱导的过氧化氢酶活性和谷胱甘肽含量的降低可能是由于人结直肠癌中 Nrf2 表达的阻断所致。

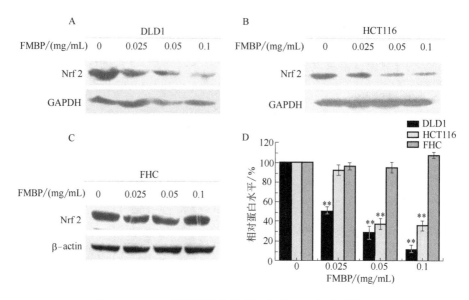

图 4-6　FMBP 下调了结直肠癌细胞内 Nrf2 的表达水平

A. Western blot 分析 FMBP 处理对 DLD1 细胞中 Nrf2 表达水平的影响；B. Western blot 分析
FMBP 对 HCT116 细胞 Nrf2 表达水平的影响；C. FMBP 对人正常结肠上皮细胞 FHC 细胞中
Nrf2 表达水平的影响；D. 凝胶分析仪软件分析 DLD1、HCT116 和 FHC 细胞内 Nrf2 的
蛋白水平，与对照组比较，$^{**} p < 0.01$

4.4.4　FMBP 下调了结直肠癌细胞内 STAT3 的表达水平

相关研究表明：结直肠癌细胞中 STAT3 的组成型激活与结直肠癌细胞的存活、增殖和凋亡密切相关[42~44]；而活性氧的增加可以靶向诱导 STAT3 信号通路的破坏，导致结直肠癌细胞凋亡[45,46]。为了探讨 STAT3 信号通路是否参与 FMBP 的抗增殖作用，采用 Western blot 技术分析了结直肠癌细胞内 p-STAT3^{Ser727} 的激活水平。如图 4-7A～图 4-7C 结果所示：FMBP 处理后，结直肠癌 DLD1 和 HCT116 细胞内的 p-STAT3^{Ser727} 水平明显降低，呈剂量依赖性。NAC 和 FMBP 的联合处理几乎完全阻断了 p-STAT3^{Ser727} 的降低（图 4-7D～图 4-7F）。这些结果表明，FMBP 阻断 STAT3 的激活可能是由 ROS 的产生引起的。

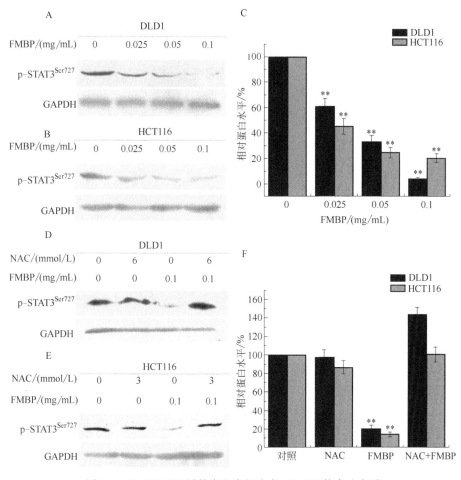

图 4-7　FMBP 下调了结直肠癌细胞中 STAT3 的表达水平

A. 流式细胞术分析 FMBP 对 DLD1 细胞 STAT 3 表达的影响；B. Western blot 检测 FMBP 对 HCT116
细胞 STAT3 表达的影响；C. 凝胶分析仪分析 A 和 B 的 STAT3 相对蛋白水平，与对照组比较，
$^*p < 0.05$，$^{**}p < 0.01$；D. NAC 和 FMBP 联合处理对 DLD1 细胞 STAT3 表达的影响；
E. NAC 和 FMBP 联合处理对 HCT116 细胞 STAT3 表达水平的影响；F. 凝胶分析仪
软件分析 D 和 E 的 STAT3 相对蛋白水平，与对照组比较，$^{**}p < 0.01$

4.5

FMBP 靶向抗结直肠癌效应的作用机理

根据上述研究结果，FMBP 诱导结直肠癌细胞凋亡的作用机理如图 4-8

所示[47]。FMBP 可能通过与细胞膜上受体结合，抑制结直肠癌细胞内 Nrf2 基因的表达，降低了抗氧化系统 CAT 的含量和 GSH 的含量，诱导细胞内产生过多的 ROS，下调其下游与结直肠癌发生发展密切相关的致癌基因 STAT3 的磷酸化激活水平，导致结直肠癌细胞的增殖受到抑制；而正常结直肠上皮细胞由于其 ROS 基底水平较肿瘤细胞低，因此，FMBP 处理对其生长无明显影响。因此，FMBP 诱导 ROS 在结直肠癌细胞内的过度积累可能是其靶向抗结直肠癌效应的主要原因。

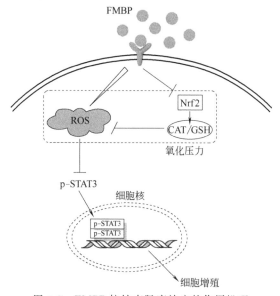

图 4-8　FMBP 抗结直肠癌效应的作用机理

此外，还研究了 FMBP 诱导活性氧生成的可能机制。在 DLD1 细胞膜周围观察到用 FITC 标记的 FMBP。因此，推测 FMBP 通过靶向膜受体传递促进活性氧生成的信号。细胞膜上的受体在后面章节中会进一步鉴定。FMBP 对结直肠癌细胞和正常结直肠细胞的不同作用与受体在两种细胞膜上的分布有关。在目前的研究中，笔者提供了一种新的机制，通过这种机制，与正常细胞相比，FMBP 可以选择性地攻击癌细胞。首先，FMBP 诱导细胞内活性氧积累，降低结直肠癌细胞 Nrf2 表达、过氧化氢酶活性和谷胱甘肽含量。其次，活性氧的增加促进 STAT3 信号通路的阻断，并导致对结直肠癌细胞的抗增殖作用。

参考文献

[1]　JAYAVELU A K，MüLLER J，BAUER R，et al. NOX-driven ROS formation in

cell transformation of FLT3-ITD-positive AML [J]. Leukemia, 2016, 44 (12): 1113-1122.

[2] ZOROV D B, JUHASZOVA M, SOLLOTT S J. Mitochondrial reactive oxygen species (ROS) and ROS-induced ROS release [J]. Physiological Reviews, 2014, 94 (3): 909-950.

[3] STORZ P. Reactive oxygen species in tumor progression [J]. Front Biosci, 2005, 10: 1881-1896.

[4] YEN C C, HSIAO C D, CHEN W M, et al. Cytotoxic effects of 15d-PGJ2 against osteosarcoma through ROS-mediated AKT and cell cycle inhibition [J]. Oncotarget, 2014, 5 (3): 716-725.

[5] XIAO D, HERMAN-ANTOSIEWICZ A, ANTOSIEWICZ J, et al. Diallyl trisul-fide-induced G_2-M phase cell cycle arrest in human prostate cancer cells is caused by reactive oxygen species-dependent destruction and hyperphosphorylation of Cdc25C [J]. Oncogene, 2005, 24 (41): 6256-6268.

[6] TALLEY A K, DEWHURST S, PERRY S W, et al. Tumor necrosis factor alpha-induced apoptosis in human neuronal cells: protection by the antioxidant N-acetylcysteine and the genes bcl-2 and crmA [J]. Molecular and cellular biology, 1995, 15 (5): 2359-2366.

[7] JAIN S K, KANNAN K, LIM G, et al. Hyperketonemia increases tumor necrosis factor-α secretion in cultured U937 monocytes and type 1 diabetic patients and is apparently mediated by oxidative stress and cAMP deficiency [J]. Diabetes, 2002, 51 (7): 2287-2293.

[8] EHRIG K, KILINC M O, CHEN N G, et al. Growth inhibition of different human colorectal cancer xenografts after a single intravenous injection of oncolytic vaccinia virus GLV-1h68 [J]. Journal of Translational Medicine, 2013, 11 (79): 1-15.

[9] GONG W, AN Z, WANG Y, et al. P21-activated kinase 5 is overexpressed during colorectal cancer progression and regulates colorectal carcinoma cell adhesion and migration [J]. International Journal of Cancer, 2009, 125 (3): 548-555.

[10] HITTELET A, LEGENDRE H, NAGY N, et al. Upregulation of galectins-1 and-3 in human colon cancer and their role in regulating cell migration [J]. International Journal of Cancer, 2010, 103 (3): 370-379.

[11] JUNG I L. Soluble extract from *Moringa oleifera* leaves with a new anticancer activity [J]. PLoS ONE, 2014, 9 (4): e95492.

[12] BULDAK R J, POLANIAK R, BULDAK L, et al. Short-term exposure to 50Hz ELF-EMF alters the cisplatin-induced oxidative response in AT478 murine squamous cell carcinoma cells [J]. Bioelectromagnetics, 2012, 33 (8): 641-651.

[13] LEBEL C P, ISCHIROPOULOS H, BONDY S C. Evaluation of the probe $2', 7'$-

dichlorofluorescin as an indicator of reactive oxygen species formation and oxidative stress [J]. Chemical Research in Toxicology, 1992, 5 (2): 227-231.

[14] STORZ P. Reactive oxygen species in tumor progression [J]. Front Biosci, 2005, 10 (1-3): 1881-1896.

[15] MAO L, WERTZLER K J, MALONEY S C, et al. HMGA1 levels influence mitochondrial function and mitochondrial DNA repair efficiency [J]. Molecular and cellular biology, 2009, 29 (20): 5426-5440.

[16] TRACHOOTHAM D, ALEXANDRE J, HUANG P. Targeting cancer cells by ROS-mediated mechanisms: a radical therapeutic approach? [J]. Nature reviews Drug discovery, 2009, 8 (7): 579-591.

[17] SUN X, AI M, WANG Y, et al. Selective induction of tumor cell apoptosis by a novel P450-mediated reactive oxygen species (ROS) inducer methyl 3-(4-nitrophenyl) propiolate [J]. Journal of Biological Chemistry, 2013, 288 (13): 8826-8837.

[18] WANG J, YI J. Cancer cell killing via ROS: to increase or decrease, that is the question [J]. Cancer biology & therapy, 2008, 7 (12): 1875-1884.

[19] LV H, WANG C Z, TIAN F, et al. Vitamin C preferentially kills cancer stem cells in hepatocellular carcinoma via SVCT-2 [J]. Npj Precis Oncol, 2018, 2 (1): 1-13.

[20] WU, YING-LI. Oridonin induces apoptosis and senescence by increasing hydrogen peroxide and glutathione depletion in colorectal cancer cells [J]. International Journal of Molecular Medicine, 2012, 29 (4): 649-655.

[21] ZHANG Y, WU Y, TASHIRO S, et al. Reactive oxygen species contribute to oridonin-induced apoptosis and autophagy in human cervical carcinoma HeLa cells [J]. Acta Pharmacol Sin, 2011, 32 (10): 1266-1275.

[22] HUA P Y, SUN M, ZHANG G X, et al. Costunolide induces apoptosis through generation of ROS and activation of P53 in human esophageal cancer Eca-109 cells [J]. 2016, 30 (9): 462-469.

[23] PASSARDI F, PENEL C, DUNAND C. Performing the paradoxical: how plant peroxidases modify the cell wall [J]. Trends in plant science, 2004, 9 (11): 534-540.

[24] MARTIN-CORDERO C, JOSE LEON-GONZALEZ A, MANUEL CALDERON-MONTANO J, et al. Pro-oxidant natural products as anticancer agents [J]. Current drug targets, 2012, 13 (8): 1006-1028.

[25] MATÉS J M, PéREZ-GóMEZ C, DE CASTRO I N. Antioxidant enzymes and human diseases [J]. Clinical biochemistry, 1999, 32 (8): 595-603.

[26] VALKO M, LEIBFRITZ D, MONCOL J, et al. Free radicals and antioxidants in

normal physiological functions and human disease [J]. The international journal of biochemistry & cell biology, 2007, 39 (1): 44-84.

[27] MATéS J M. Antioxidant enzymes and their implications in pathophysiologic processes [J]. Frontiers in Bioscience, 1999, 4: d339-345.

[28] KALAIVANI P, SARANYA S, POORNIMA P, et al. Biological evaluation of new Nickel (Ⅱ) metallates: Synthesis, DNA/protein binding and mitochondrial mediated apoptosis in human lung cancer cells (A549) via ROS hyper generation and depletion of cellular antioxidant pool [J]. European Journal of Medicinal Chemistry, 2014, 82: 584-599.

[29] BECHTEL W, BAUER G. Catalase protects tumor cells from apoptosis induction by intercellular ROS signaling [J]. Anticancer research, 2009, 29 (11): 4541-4557.

[30] HE F, WANG Q, ZHENG X L, et al. Wogonin potentiates cisplatin-induced cancer cell apoptosis through accumulation of intracellular reactive oxygen species [J]. Oncology reports, 2012, 28 (2): 601-605.

[31] BAUER G. Tumor cell-protective catalase as a novel target for rational therapeutic approaches based on specific intercellular ROS signaling [J]. Anticancer research, 2012, 32 (7): 2599-2624.

[32] MEISTER A, ANDERSON M E. Glutathione [J]. Annual review of biochemistry, 1983, 52 (1): 711-760.

[33] MATTHEWS G M, BUTLER R N. Cellular mucosal defense during *Helicobacter* pylori infection: a review of the role of glutathione and the oxidative pentose pathway [J]. Helicobacter, 2005, 10 (4): 298-306.

[34] MATTHEWS G M, HOWARTH G S, BUTLER R N. Review nutrient and antioxidant modulation of apoptosis in gastric and colon cancer cells [J]. Cancer biology & therapy, 2006, 5 (6): 569-572.

[35] ARMSTRONG J S, JONES D P. Glutathione depletion enforces the mitochondrial permeability transition and causes cell death in Bcl-2 overexpressing HL60 cells [J]. The FASEB Journal, 2002, 16 (10): 1263-1265.

[36] VALVERDE M, ROJAS E, KALA S V, et al. Survival and cell death in cells constitutively unable to synthesize glutathione [J]. Mutation Research/Fundamental and Molecular Mechanisms of Mutagenesis, 2006, 594 (1): 172-180.

[37] SATO T, MACHIDA T, TAKAHASHI S, et al. Fas-mediated apoptosome formation is dependent on reactive oxygen species derived from mitochondrial permeability transition in Jurkat cells [J]. The Journal of Immunology, 2004, 173 (1): 285-296.

[38] COPPLE I M, GOLDRING C E, KITTERINGHAM N R, et al. The Nrf2-Keap1

defence pathway: role in protection against drug-induced toxicity [J]. Toxicology, 2008, 246 (1): 24-33.

[39] QIANG Z, PI J, WOODS C G, et al. A systems biology perspective on Nrf2-mediated antioxidant response [J]. Toxicology & Applied Pharmacology, 2010, 244 (1): 84-97.

[40] ZHANG, DONNA D. The Nrf2-Keap1-ARE signaling pathway: The regulation and dual function of Nrf2 in cancer [J]. Antioxidants & Redox Signaling, 2010, 13 (11): 1623-1626.

[41] KOBAYASHI M, YAMAMOTO M. Molecular mechanisms activating the Nrf2-Keap1 pathway of antioxidant gene regulation [J]. Antioxid Redox Signal, 2005, 7 (3-4): 385-394.

[42] QUAN L, LAI R, CHIRIEAC L R, et al. Constitutive activation of JAK3/STAT3 in colon carcinoma tumors and cell lines [J]. American Journal of Pathology, 2005, 167 (4): 969-980.

[43] XIONG H, ZHANG Z G, TIAN X Q, et al. Inhibition of JAK1, 2/STAT3 signaling induces apoptosis, cell cycle arrest, and reduces tumor cell invasion in colorectal cancer cells [J]. Neoplasia, 2008, 10 (3): 287-297.

[44] CORVINUS F M, ORTH C, MORIGGL R, et al. Persistent STAT3 activation in colon cancer is associated with enhanced cell proliferation and tumor growth [J]. Neoplasia, 2005, 7 (6): 545-555.

[45] CHUN, KYUNG-SOO. Carnosol induces apoptosis through generation of ROS and inactivation of STAT3 signaling in human colon cancer HCT116 cells [J]. International Journal of Oncology, 2014, 44 (4): 1309-1315.

[46] CHAE I G, KIM D H, KUNDU J, et al. Generation of ROS by CAY10598 leads to inactivation of STAT3 signaling and induction of apoptosis in human colon cancer HCT116 cells [J]. Free Radical Research, 2014, 48 (11): 1311-1321.

[47] SHAN S H, SHI J Y, LI Z, et al. Targeted anti-colon cancer activities of a millet bran-derived peroxidase were mediated by elevated ROS generation [J]. Food & Function, 2015, 6 (7): 2331-2338.

FMBP 抑制结直肠癌细胞迁移的作用及机理

结直肠癌是全世界常见的恶性肿瘤疾病之一[1]。目前，结直肠癌的治疗方法主要是手术并辅以放化疗，但术后仍然有 $50\%\sim60\%$ 的结直肠癌患者会出现转移，这是结直肠癌病人死亡率高的主要原因。细胞迁移和侵袭是肿瘤转移的第一步，转移已被广泛认为是癌症死亡的主要原因。转移是一个高度协调的多步骤过程，包括肿瘤细胞从原发肿瘤中脱离、迁移、黏附以及肿瘤细胞浸入血液或淋巴管中，通过降解细胞外基质，肿瘤细胞可以逃脱原发性肿瘤，穿透毛细血管和淋巴管的基底膜，渗入并迁移到体内的新位置[2]。因此，寻找抑制结直肠癌转移的有效方法和药物对于癌症的治疗是至关重要的。

本书介绍了一种谷糠来源的新型过氧化物酶，命名为 FMBP，该蛋白能够靶向抑制结直肠癌细胞增殖，诱导结直肠癌细胞凋亡，而对正常结肠上皮细胞无明显作用[3]。本章拟进一步揭示 FMBP 在体外人结直肠癌和裸鼠异种移植瘤中显示出的抗迁移作用及其作用的分子机理。研究结果表明，FMBP 的迁移抑制作用主要是通过抑制 STAT 3 信号通路拮抗上皮间充质转化（EMT）而实现的。因此，谷糠来源的过氧化物酶 FMBP 显示出抗结直肠癌转移功能，为其研发为结直肠癌转移抑制药物提供一定的理论和实验基础。

5.1
FMBP 干预结直肠癌细胞迁移能力的检测方法

5.1.1 细胞划痕法检测细胞迁移能力

细胞划痕实验的操作方法参照 Li 等[4]，稍作改动。选取对数生长期的人结直肠癌细胞株 DLD1 和人正常结肠上皮细胞株 FHC，用 0.25％胰酶消化细胞，调整细胞密度，接种于 24 孔铺有灭菌枪头圈的细胞培养板中，过夜培养后，划痕圈内的细胞密度应达到 90％以上的单层细胞；细胞贴壁后，用无菌镊子将培养板内的枪头圈拿掉，用已灭菌的 $20\mu L$ 的枪头在单层细胞圈中间均匀划痕；吸去旧培养基，PBS 洗 2 次，每个孔加入 $500\mu L$ 的新鲜培养基；分别加入终浓度为 0.025mg/mL、0.05mg/mL 的 FMBP 处理 DLD1 和 FHC 细胞，同时设置空白对照组，放入 37℃、5％ CO_2 培养箱中培养 24h。每个样品设三个重复；用倒置显微镜分别于 0h、24h 对划痕距离进行拍照，观察划痕闭合情况。

$$细胞划痕愈合率 = \frac{0h\ 每个孔细胞的划痕面积 - 24h\ 每个孔细胞的划痕面积}{0h\ 每个孔细胞的划痕面积}$$

5.1.2　细胞与基质间黏附能力的检测方法

选取对数生长期的人结直肠癌细胞株 DLD1，用 0.25％胰酶消化细胞，按 1×10^6 个/皿的细胞密度接种于 60mm 的细胞培养皿中，置于 37℃下、5％ CO_2 的培养箱中培养过夜；待细胞贴壁后，分别加入终浓度为 0mg/mL、0.025mg/mL、0.05mg/mL 的 FMBP 处理细胞 24h；用 0.25％胰酶消化细胞，调整细胞密度，按 5×10^4 个/孔接种于 96 孔细胞培养板中，放在 37℃、5％ CO_2 的培养箱中培养；分别在不同时间点（1h，1.5h，2h，2.5h，3h，3.5h，4h，5h）收集细胞，弃去培养基，用 PBS 洗 2 次，洗掉未黏附的细胞；在倒置显微镜下观察细胞的形态及数量；将板内已黏附的细胞在常温下用 4％的多聚甲醛固定 10～15min；吸去固定液，PBS 洗 2 遍，加 1％的结晶紫染色 30min；再加入 1％的 SDS 溶解结晶。在 570nm 处测定各孔的吸光值。假设空白对照的细胞黏附率为 100％，分别计算各时间点细胞的黏附率。

5.1.3　细胞与细胞间黏附能力的检测方法

将人结直肠癌细胞 DLD1 培养于含 10％胎牛血清的 RPMI-1640 和 1/2 DMEM-F12 培养基中，置于 5％ CO_2、37℃的培养箱中培养。每 2～3d 换一次新鲜培养基，待细胞长到 90％左右时进行传代。取对数生长期的细胞，用 0.25％胰酶消化细胞，调整细胞密度，按 5×10^3 个/孔接种于 96 孔细胞培养板中，于 37℃下，100r/min 的摇床下摇动孵育 1h；在倒置显微镜下随机挑选 5 个视野，统计空白对照和 FMBP 处理组成团的细胞数。

5.1.4　Western blot 检测细胞迁移相关信号通路

取对数生长期的人结直肠癌 DLD1 细胞，以 1×10^6 个/皿接种于 60mm
细胞培养皿中。待细胞贴壁后，用 0mg/mL、0.025mg/mL、0.05mg/mL
FMBP 处理 DLD1 细胞 24h。收取细胞，1000r/min 离心 5min，弃上清，收集
细胞。参照 3.1.2（2）中描述的 Western blot 的方法检测细胞迁移和黏附相
关信号分子的表达水平。E-cadherin，N-cadherin，vimentin 购自 Bioworld
生物技术有限公司；p-STAT3^{Ser727}、JAK1、p-JAK1^{Tyr1022}、p-SRC^{Tyr529} 购
自上海生工生物工程有限公司；Integrinβ1、Activated-integrinβ1、Snail1、
Snail2 购自美国 Cell Signaling Technology 公司；c-Myc 购自碧云天生物技
术有限公司；GAPDH 购自美国 Abmart 公司，p-STAT3^{Tyr705} 购自 Signal-
way Antibody 公司；p-FAK^{Tyr397}、FAK 购自日本 MBL 公司。

5.2
筛选过表达 STAT 3 基因的 DLD1 稳定株的方法

5.2.1　构建过表达 STAT3 慢病毒质粒载体 pLVX-AcGFP1-N1-STAT3

（1）人结直肠癌细胞内 RNA 的提取　取对数生长期的 SW480 细胞，
用 0.25% 的胰酶消化，调整细胞密度，按 50%～60% 的量接种至 6 孔细胞
培养板中，于 37℃、5% 的 CO$_2$ 培养箱中，过夜培养；待细胞融合至 90%
的密度后，吸掉培养基，加 1mL 的 Trizol 将细胞悬浮，吸入进口的无菌的
1.5mL 的离心管中（可在 −80℃ 保存一月），室温静置 5min；加入 200μL
氯仿，剧烈振荡 15s，静止 5min；在 13000r/min、4℃ 下离心 15min；分层
（无色水相、酚-氯仿相、浅红色相）吸取上清（500～600μL）存放在无菌
的 EP 管中；加入等体积的异丙醇，上下颠倒离心管，充分混匀，在 15～
30℃ 的环境下，静置 10min；在 13000r/min、4℃ 下离心 10min，见白色沉
淀；小心倒掉上清，沿管壁缓慢加入 1mL 75% 的乙醇（可轻轻上下颠倒）；

在 13000r/min、4℃下离心 5min，丢弃上清，并用枪头吸干净；超净台抽风，烘干沉淀，直至变为透明；加入适量 DEPC 水，溶解沉淀，可轻轻吹打几下，用 55～60℃金属浴助溶 10min；用 Nanodrop 2000 测定 RNA 浓度和纯度。可立即进行 cDNA 的反转录，也可放于 −80℃下保存。

（2）反转录 cDNA　用 TaKaRa 公司的反转录试剂盒，在 10μL PCR 体系中（RNase Free H₂O 5μL，RNA 3μL，5×Prime Script RT Master Mix 2μL）进行反转录，反应条件为：37℃ 15min，85℃ 5s，反应结束后，cD-NA 存放于 4℃保存，−20℃可以长期保存。

（3）引物设计　在 NCBI 数据库搜索到 STAT3 基因，根据基因序列设计特定引物，引物序列如下：正义链：5′-CCGCTCGAGATGGCCCAATG-GAATCAGCT-3′；反义链：5′-TCCCCCGGGGCATGGGGGAGGTAGCG-CACT-3′。引物由上海 Invitrogen 科技股份有限公司合成，瞬时离心后用蒸馏水稀释到工作浓度 10pmol/μL。

（4）PCR 及胶回收　以 SW480 细胞文库 cDNA 为模板，PCR 扩增目的基因。PCR 反应按 50μL 体系进行（Premixstar 25μL，上游引物 2μL，下游引物 2μL，cDNA 2μL，ddH₂O 19μL），反应条件如下：98℃，10s；53℃，15s；72℃，2min；35 个循环，4℃保存。PCR 扩增产物经 1% 的琼脂糖凝胶电泳分离，PCR 产物切胶回收，按照上海生工生物工程公司（Sangon）DNA 凝胶回收试剂盒说明书操作。胶回收后用 Nanodrop 2000 测 DNA 浓度，−20℃保存。

（5）慢病毒 PLVX-AcGFP1-N1 质粒的转化及提取　主要试剂的配制方法：

① LB 培养基（250mL）　2.5g 胰蛋白胨，1.25g 酵母提取物，2.5g NaCl，用去离子水定容至 250mL，分装到试管中，每管 5mL 或 15mL，121℃，灭菌 20min，4℃保存。

② LB 固体琼脂培养基（100mL）　1g 胰蛋白胨，0.5g 酵母提取物，1g NaCl，1.5g 琼脂粉，用去离子水定容至 100mL；将上述培养基于 121℃，灭菌 20min，在超净台中，将已冷却但未凝固的培养基中加入 Amp 抗生素，分装于培养皿中，在超净台中干燥 15～20min，倒置放于 4℃冰箱保存备用。

将超净工作台擦拭干净，紫外灯灭菌 15～20min，小心取出 −80℃冻存的感受态细胞，放冰上溶解（5～10min），在超净台中，吸取 2～3μL 质粒加到已解冻的 DH5α 感受态细胞（购自北京全式金生物技术有限公司）中，轻弹管壁混匀，在冰上放置 30min；42℃水浴中热激 90s，迅速转至冰上放 2min，加 500μL 无抗性的 LB 液体培养基于上述被转化的细胞管中，于

37℃、150r/min 摇床上培养 1～1.5h，13000r/min 下离心 5min，用 200μL 培养基悬浮细胞，取 30～100μL 转化的细胞培养液均匀涂布于含 Amp（终浓度为 100μg/mL）抗生素的平板上，37℃的培养箱中培养 16～24h；在超净台中挑取单克隆菌落，接种到含有 Amp 抗生素的液体 LB 培养基中，于 37℃、200r/min 摇床上培养 12～16h；质粒提取按照上海生工生物工程公司（Sangon）质粒 DNA 小量抽提试剂盒的说明书进行操作；质粒提取完成后，用 Nanodrop 2000 测质粒浓度和纯度。可直接用于后续实验或放于 −20℃下长期保存。

（6）构建慢病毒重组质粒 pLVX-AcGFP1-N1-STAT 3 将 STAT 3 基因 PCR 胶回收产物和 pLVX-AcGFP1-N1 质粒用 *Xho* I 和 *Sam* I 进行酶切，在 PCR 仪内 37℃的条件下反应 2h；酶切产物全部上样于 1% 的琼脂糖凝胶上，于 120V 下进行电泳 30min，切胶回收［按照上海生工生物工程公司（Sangon）DNA 凝胶回收试剂盒说明书操作］；随后调整质粒和目的片段的浓度，按物质的量比为 1∶5 或 1∶8 加入适量的 DNA 溶液，在 PCR 仪内 16℃的条件下连接 60min。将全部的连接产物加入到 100μL 的 DH5α 感受态细胞中，进行转化。转化的具体操作程序按照（5）介绍的方法进行操作。

（7）重组质粒 pLVX-AcGFP1-N1-STAT3 的酶切鉴定及提取 PrimeScript RT Master Mix、*Xho* I 和 *Sam* I 内切酶及 DNA Ligation Kit Ver. 2.1 购自大连宝生物工程有限公司。随机取转化后长出的质粒菌，找到靠近边缘的单菌落，用枪头在表面划一下后，将枪头垂直打入 5mL 含有 Amp 抗生素的 LB 液体培养基的试管内；于 200r/min，37℃过夜培养 12～16h；在无菌的超净台中取 100μL 30% 的甘油和 300μL 的菌液混匀，保存于 −80℃的超低温冰箱中，待用；重组质粒提取按照上海生工生物工程公司（Sangon）质粒 DNA 小量抽提试剂盒的说明书操作。质粒提取后用 *Xho* I 和 *Sam* I 在 37℃酶切 2h，进行 1% 琼脂糖凝胶电泳，酶切鉴定正确的重组菌，按 1∶100 的比例接种于 15mL 含 Amp 的 LB 液体培养基中，于 37℃，200r/min 振荡培养 12～16h，取 1mL 菌液送上海 Invitrogen 有限公司进行序列测定；剩余的菌液进行去内毒素质粒的提取。去内毒素质粒的提取方法按照 OMEGA 去内毒素质粒提取试剂盒进行操作。

5.2.2 采用慢病毒转染技术筛选过表达 STAT3 基因 DLD1 稳定株

（1）采用磷酸钙法细胞转染试剂盒进行转染 磷酸钙法细胞转染试剂

盒购自碧云天生物技术有限公司。取对数生长期的 HEK293T 细胞，用 0.25% 的胰酶消化，接种于 10cm 的细胞培养皿中，于 37℃，5% 的 CO_2 培养箱中培养；待细胞含量长到 70%～80% 时，可以进行转染。在转染前 1h，吸掉旧培养基，加入不含抗生素的含 10% FBS 的 DMEM 培养基进行培养；转染试剂：按 Papax 2：PMD2G：pLVX-AcGFP1-N1-STAT3 或 pLVX-AcGFP1-N1＝3：1：4 的比例将三者混匀，加入 $600\mu L$ 的氯化钙溶液中，混匀，再加入 $600\mu L$ 的 BBS 混匀；将 DNA-$CaCl_2$-BBS 混合液室温孵育 10～20min；将上述混合液加入 HEK293T 细胞中，于 37℃，5% 的 CO_2 培养箱中培养 4～16h，弃掉旧培养基，换新鲜培养基，在同样条件下培养；大约 24h 后，观察到培养基变黄后，收集培养基，加入新鲜培养基，继续培养 48h 后，收集变黄的培养基；将两次收集的培养基于 1100r/min 的条件下离心 10min，收集上清即为病毒液，吸入紫外灭菌过的 100kD 的浓缩管中，浓缩体积至 $500\mu L$，分装成 5 管，置于 -80℃ 中，待用。

（2）过表达 STAT3 基因 DLD1 稳定株的筛选 取 $25cm^2$ 细胞培养瓶中的 DLD1 细胞，待细胞含量长至 60%～70% 时，分别加入上述含有 pLVX-AcGFP1-N1-STAT3 或 pLVX-AcGFP1-N1 的病毒液 $100\mu L$ 和终浓度为 $8\mu g/mL$ 的 polybrene（Sigma，USA），感染 24h 后换液，同时加入 puro-mycin（10mg/mL；Santa Cruz，CA，USA），约每 1mL 培养基加入 1mol/L puromycin，根据细胞状态适当增减 puromycin 的量，隔天换一次液，在激光共聚焦显微镜下观察荧光强度，直至 80% 以上的细胞均发绿色荧光，证明稳定株筛选成功。

5.3
FMBP 通过抑制 STAT3 介导的 EMT 效应发挥抗结直肠癌迁移效应

5.3.1 FMBP 显著抑制了结直肠癌细胞迁移效应

为了探讨 FMBP 是否能抑制结直肠癌细胞迁移，利用细胞划痕法检测了 FMBP 对结直肠癌细胞 DLD1 和人正常上皮细胞 FHC 迁移的影响。结果所示，DLD1 显著抑制了 DLD1 细胞的迁移，呈浓度依赖性（图 5-1A 和

图 5-1B）。当 FMBP 浓度为 0.05mg/mL 时，细胞迁移抑制率达到 50％，而 FMBP 在同等浓度下对人正常结直肠上皮细胞 FHC 的迁移无显著影响（图 5-1D 和图 5-1E）。为了排除 FMBP 抑制细胞迁移可能是由细胞增殖抑制引起的，利用 MTT 法检测了相同浓度下的 FMBP 对 DLD1 和 FHC 细胞增殖的影响，结果显示，FMBP 在此浓度下对 DLD1 细胞增殖抑制最高仅为 10％左右，而对 FHC 细胞的增殖无影响（图 5-1C 和图 5-1F）。这些结果说明，FMBP 诱导的 DLD1 细胞迁移抑制与抑制增殖无关。

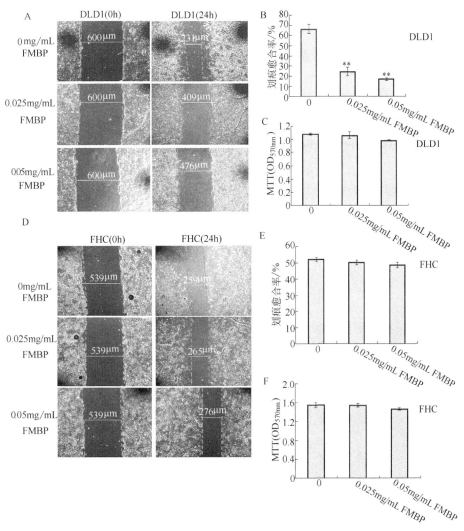

图 5-1　FMBP 处理对 DLD1 和 FHC 细胞迁移的影响

A 和 D. 细胞划痕法检测 FMBP 对细胞迁移的影响；B 和 E. DLD1 和 FHC 细胞的划痕愈合率，与对照相比，** $p < 0.01$ 表示差异极显著；C 和 F. FMBP 对细胞增殖的影响

5.3.2 FMBP 抑制了结直肠癌细胞迁移相关的 EMT 效应

EMT（上皮间质转化），是上皮细胞在特定条件下向间充质细胞转化的现象，在细胞间的黏附及肿瘤浸润转移的级联过程中扮演了非常关键的角色[5~7]，在 EMT 的过程中，上皮细胞获得更多的间叶表型，导致侵袭性增加，更容易发生转移[8]。因此，EMT 可能是肿瘤转移的起始，因为它赋予了肿瘤细胞浸润和迁移的特性[9,10]。近年来的研究表明，阻断或抑制肿瘤细胞内 EMT 发生，一方面可以削弱肿瘤的转移能力[11]，另一方面可以增强肿瘤细胞对化疗药物的敏感性[12,13]。EMT 的主要代表性特征包括：细胞与细胞间的黏附性减少，细胞迁移能力增强，细胞表型发生改变，维持上皮表型的 E-cadherin 逐渐丧失，而维持间质表型的 N-cadherin 和 Vimentin 表达增加[14]。因此，细胞黏附在肿瘤细胞的 EMT 过程中扮演了非常关键的角色[15]。图 5-2A 和 5-2B 的结果显示，经 FMBP 处理后，DLD1 细胞与细胞间的黏附能力增加。Western blot 结果显示，FMBP 处理后，维持上皮表型的 E-cadherin 的表达增加，而维持间质表型的 N-cadherin 和 Vimentin

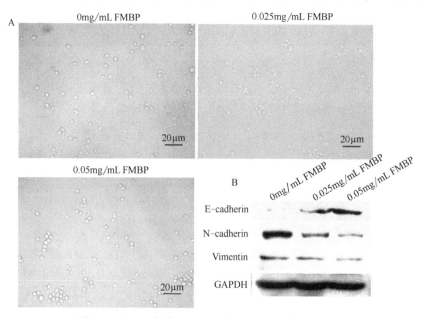

图 5-2　FMBP 抑制 DLD1 细胞的上皮间质转化现象

A. FMBP 对 DLD1 细胞与细胞间黏附的影响；B. 统计 DLD1 细胞的黏附率，** $p < 0.01$ 与对照进行比较；Western blot 检测 FMBP 对 E-cadherin，N-cadherin 和 Vimentin 表达水平的影响

的表达水平均下调（图 5-2B）。以上结果说明，FMBP 可以通过抑制 EMT 介导的细胞间黏附来诱导 DLD1 细胞迁移阻滞。

5.3.3 FMBP 通过阻断 STAT3 信号通路抑制结直肠癌细胞的 EMT 效应

异常的 STAT3 信号通路可导致肿瘤细胞的侵袭和转移[16,17]，研究表明：STAT3 参与调控结直肠癌的 EMT 进程[18]。为了探究 STAT3 信号通路是否参与了 FMBP 诱导的 EMT 抑制效应，FMBP 处理前后 STAT3 的表达水平被检测。如图 5-3A 所示，FMBP 处理后 STAT3 和 p-STAT3 的表达水平均显著降低。相关研究表明，JAK1 和 SRC 位于 STAT3 的上游，能够调控 STAT3 的表达[19~21]。Western blot 结果显示 FMBP 处理能下调 p-JAK1 的表达水平，而对总的 JAK1 和 p-SRC 的表达无影响（图 5-3A），表明 FMBP 通过抑制 p-JAK1 的表达进而抑制其下游的 p-STAT3 的表达。c-Myc 和 Snail1、Snail2 均是 STAT3 下游调控 EMT 的靶基因[22~24]，结果显示，FMBP 处理后，c-Myc 和 Snail1 的表达均被抑制，而 Snail2 的表达无变化（图 5-3B）。这些结果说明，FMBP 可能通过阻断 JAK/STAT3/c-Myc/Snail1 信号通路来发挥抗 EMT 效应。

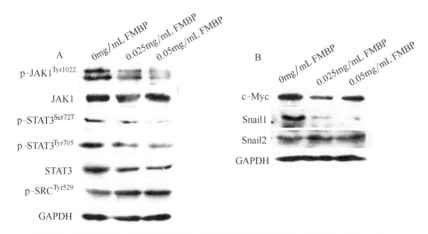

图 5-3　FMBP 通过阻断 STAT3 信号通路诱导 DLD1 细胞抗 EMT 效应

A. FMBP 处理能够抑制 JAK1/STAT3 信号通路相关信号分子的表达；B. Western blot 技术检测 FMBP 对 c-Myc，Snail1 和 Snail2 表达水平的影响

5.3.4 FMBP 能够抑制外源 IL-6 诱导的 STAT3 信号通路

以前的研究表明：STAT3 信号通路可被多种激酶和细胞生长因子起

始，包括表皮生长因子（EGF）[25]、肝细胞衍生的生长因子（HGF）[26] 和白介素 6（IL-6）等[27,28]。大量研究显示，阻断 IL-6 诱导的 STAT3 磷酸化能够抑制肿瘤细胞的增殖和迁移[29,30]。为了确定 FMBP 是否能抑制 IL-6 诱导的 STAT3 磷酸化，DLD1 细胞用 50ng/mL、100ng/mL 的人重组白介素-6（IL-6，购自 ProSpect-Tany Technogene 有限公司），预处理 30min 或 24h，通过 Western blot 检测显示，p-STAT3 的表达水平与对照相比显著上调。用 50ng/mL IL-6 和 0.1mg/mL FMBP 共处理 DLD1 细胞 24h，Western blot 结果显示 FMBP 能够拮抗 IL-6 诱导的 JAK1/STAT3 磷酸化，以及 EMT 的相关指标（图 5-4C 和图 5-4D）。另外，图 5-4A 和图 5-4B 的结果也显示，FMBP 能够抑制 IL-6 诱导的 DLD1 细胞迁移。因此推测，FMBP 可能通过抑制 DLD1 细胞内 IL-6 的分泌来阻断其下游的 STAT3 信号通路。

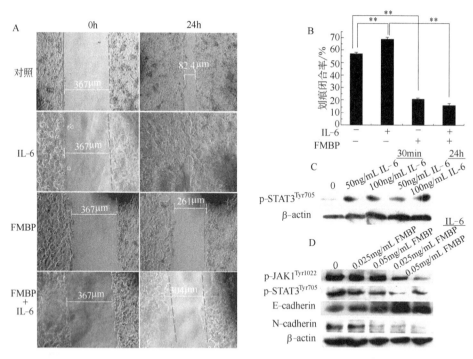

图 5-4　FMBP 能够抑制 IL-6 诱导的 STAT3 信号通路和细胞迁移

A. FMBP 抑制 IL-6 诱导的 DLD1 细胞迁移，B. 显示细胞划痕率，

** $p < 0.01$ 与对照相比；C. IL-6 对 DLD1 细胞内 p-STAT3 表达水平的

影响；D. FMBP 和 IL-6 共处理对 p-JAK1、p-STAT3、E-cadherin

和 N-cadherin 表达水平的影响

5.3.5　过表达 STAT3 能够逆转 FMBP 诱导的抗结直肠癌迁移效应

　　上 述 研 究 显 示，FMBP 处理 DLD1 细胞引起的迁移抑制效应是由 STAT3 介导的（图 5-3）。为了进一步确定 STAT3 在 FMBP 诱导的迁移抑制效应中发挥的关键作用，本研究用慢病毒质粒构建并筛选了过表达 STAT3 的 DLD1 稳定株。Western blot 的结果显示，外源的 STAT3 基因在 DLD1 细胞里稳定表达（图 5-5C）。加入 FMBP 处理细胞后，外源和内源 STAT3 的表达水平均显著降低。在过表达 STAT3 的 DLD1 稳定株里，FMBP 诱导的抗迁移效应被部分逆转（图 5-5A、图 5-5B 和图 5-5D）。这充分说明，FMBP 通过抑制 STAT3 信号通路来减慢细胞迁移速度。

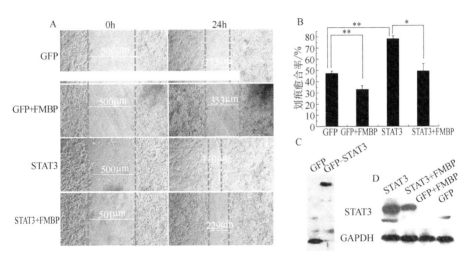

图 5-5　过表达 STAT3 能够逆转 FMBP 诱导的抗迁移效应

A. FMBP 对过表达 STAT3 的 DLD1 稳定株的抗迁移效应；B. 统计细胞划痕愈合率，* $p < 0.05$ 和
** $p < 0.01$ 与对照相比；C 和 D. FMBP 对 STAT3 表达水平的影响

5.4

FMBP 抑制结直肠癌细胞迁移效应的分子机理

　　本章的研究结果表明：FMBP 能够显著抑制结直肠癌 DLD1 细胞迁移，

而对正常结肠细胞 FHC 无显著影响；FMBP 通过上调 EMT 介导的细胞与细胞黏附，下调整联蛋白介导的细胞与基质间的黏附，抑制 DLD1 细胞的迁移能力；FMBP 通过阻断 JAK1/STAT3/Snail1 信号通路诱导 DLD1 细胞的迁移抑制效应[31]。因此，推测 FMBP 可能通过与细胞膜受体结合，阻断 JAK1/STAT3 信号通路，使其下游调控 EMT 的靶基因 cMyc 和 Snail1 的表达抑制，从而导致细胞迁移受阻（图 5-6）。

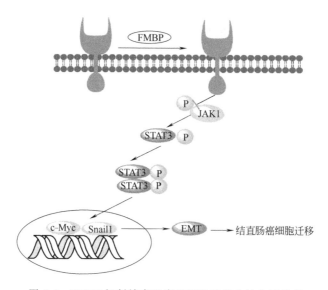

图 5-6　FMBP 抑制结直肠癌细胞迁移能力的分子机理

参考文献

[1] JEMAL A，BRAY F，CENTER M M，et al. Global cancer statistics [J]. CA：a cancer journal for clinicians，2011，61（2）：69-90.

[2] VALASTYAN S，WEINBERG R. Tumor metastasis：molecular insights and evolving paradigms [J]. Cell，2011，147（2）：275-292.

[3] SHAN S，LI Z，NEWTON I P，et al. A novel protein extracted from foxtail millet bran displays anti-carcinogenic effects in human colon cancer cells [J]. Toxicology Letters，2014，227：129-138.

[4] LI Z，ZHANG L，ZHAO Y，et al. Cell-surface GRP78 facilitates colorectal cancer cell migration and invasion [J]. The international journal of biochemistry & cell biology，2013，45（5）：987-994.

[5] CANEL M，SERRELS A，FRAME M C，et al. E-cadherin-integrin crosstalk in

cancer invasion and metastasis [J]. Journal of cell science, 2013, 126（2）: 393-401.

[6] KANG Y, MASSAGU J. Epithelial-mesenchymal transitions: twist in development and metastasis [J]. Cell, 2004, 118（3）: 277-279.

[7] SHIOTA M, BISHOP J L, NIP K M, et al. Hsp27 regulates epithelial mesenchymal transition, metastasis, and circulating tumor cells in prostate cancer [J]. Cancer research, 2013, 73（10）: 3109-3119.

[8] 潘琦璐, 马礼兵. 上皮间质转化在恶性肿瘤发病和侵袭转移中的作用研究进展 [J]. 实用医学杂志, 2020, 36（13）: 2443-2447.

[9] THIERY J P, ACLOQUE H, HUANG R Y, et al. Epithelial-mesenchymal transitions in development and disease [J]. Cell, 2009, 139（5）: 871-890.

[10] ZENG Q, LI W, LU D, et al. CD146, an epithelial-mesenchymal transition inducer, is associated with triple-negative breast cancer [J]. Proceedings of the National Academy of Sciences, 2012, 109（4）: 1127-1132.

[11] WU T, CHEN C, LI F, et al. 3, 3′-Diindolylmethane inhibits the invasion and metastasis of nasopharyngeal carcinoma cells in vitro and in vivo by regulation of epithelial mesenchymal transition [J]. Experimental and Therapeutic Medicine, 2014, 7（6）: 1635-1638.

[12] ZHUO W L, WANG Y, ZHUO X L, et al. Short interfering RNA directed against TWIST, a novel zinc finger transcription factor, increases A549 cell sensitivity to cisplatin via MAPK/mitochondrial pathway [J]. Biochemical and biophysical research communications, 2008, 369（4）: 1098-1102.

[13] ZHUO W L, WANG Y, ZHUO X L, et al. Knockdown of Snail, a novel zinc finger transcription factor, via RNA interference increases A549 cell sensitivity to cisplatin via JNK/mitochondrial pathway [J]. Lung Cancer, 2008, 62（1）: 8-14.

[14] BEHRENS J. The role of cell adhesion molecules in cancer invasion and metastasis [J]. Breast cancer research and treatment, 1993, 24（3）: 175-184.

[15] GREENBURG G, HAY E D. Epithelia suspended in collagen gels can lose polarity and express characteristics of migrating mesenchymal cells [J]. The Journal of cell biology, 1982, 95（1）: 333-339.

[16] RIVAT C, DE WEVER O, BRUYNEEL E, et al. Disruption of STAT3 signaling leads to tumor cell invasion through alterations of homotypic cell-cell adhesion complexes [J]. Oncogene, 2004, 23（19）: 3317-3127.

[17] XIE T X, WEI D, LIU M, et al. Stat3 activation regulates the expression of matrix metalloproteinase-2 and tumor invasion and metastasis [J]. Oncogene, 2004, 23（20）: 3550-3560.

[18] XIONG H, HONG J, DU W, et al. Roles of STAT3 and ZEB1 proteins in

E-cadherin down-regulation and human colorectal cancer epithelial-mesenchymal transition [J]. Journal of Biological Chemistry, 2012, 287 (8): 5819-5832.

[19] CAO H H, TSE A K-W, KWAN H-Y, et al. Quercetin exerts anti-melanoma activities and inhibits STAT3 signaling [J]. Biochemical pharmacology, 2014, 87 (3): 424-434.

[20] LIU L, NAM S, TIAN Y, et al. 6-Bromoindirubin-3′-oxime inhibits JAK/STAT3 signaling and induces apoptosis of human melanoma cells [J]. Cancer research, 2011, 71 (11): 3972-3979.

[21] NAM S, XIE J, PERKINS A, et al. Novel synthetic derivatives of the natural product berbamine inhibit Jak2/Stat3 signaling and induce apoptosis of human melanoma cells [J]. Molecular oncology, 2012, 6 (5): 484-493.

[22] CHO K B, CHO M K, LEE W Y, et al. Overexpression of c-myc induces epithelial mesenchymal transition in mammary epithelial cells [J]. Cancer letters, 2010, 293 (2): 230-239.

[23] KIUCHI N, NAKAJIMA K, ICHIBA M, et al. STAT3 is required for the gp130-mediated full activation of the c-myc gene [J]. The Journal of experimental medicine, 1999, 189 (1): 63-73.

[24] YANG P, LI Z, FU R, et al. Pyruvate kinase M2 facilitates colon cancer cell migration via the modulation of STAT3 signalling [J]. Cellular signalling, 2014, 26 (9): 1853-1862.

[25] PARK O K, SCHAEFER T S, NATHANS D. In vitro activation of Stat3 by epidermal growth factor receptor kinase [J]. Proceedings of the National Academy of Sciences, 1996, 93 (24): 13704-13708.

[26] BOLLRATH J, GRETEN F R. IKK/NF-κB and STAT3 pathways: central signalling hubs in inflammation-mediated tumour promotion and metastasis [J]. EMBO reports, 2009, 10 (12): 1314-1319.

[27] PUTOCZKI T L, THIEM S, LOVING A, et al. Interleukin-11 is the dominant IL-6 family cytokine during gastrointestinal tumorigenesis and can be targeted therapeutically [J]. Cancer cell, 2013, 24 (2): 257-271.

[28] WANG W, ZHAO C, JOU D, et al. Ursolic acid inhibits the growth of colon cancer-initiating cells by targeting STAT3 [J]. Anticancer research, 2013, 33 (10): 4279-4284.

[29] MICHAUD-LEVESQUE J, BOUSQUET-GAGNON N, BÉLIVEAU R. Quercetin abrogates IL-6/STAT3 signaling and inhibits glioblastoma cell line growth and migration [J]. Experimental cell research, 2012, 318 (8): 925-935.

[30] RAJENDRAN P, ONG T H, CHEN L, et al. Suppression of signal transducer and activator of transcription 3 activation by butein inhibits growth of human

hepatocellular carcinoma in vivo [J]. Clinical Cancer Research，2011，17 (6)：1425-1439.

[31] SHAN S，LI Z，GUO S，et al. A millet bran-derived peroxidase inhibits cell migration by antagonizing STAT3-mediated epithelial-mesenchymal transition in human colon cancer [J]. Journal of Functional Foods，2014，10：444-455.

第6章

FMBP 在裸鼠体内的抗结直肠癌效应研究

前面章节主要介绍了谷糠来源的活性蛋白 FMBP 在体外细胞水平能够抑制结直肠癌细胞增殖、诱导结直肠癌细胞凋亡、抑制结直肠癌细胞转移，但对正常结肠上皮细胞无明显作用，表现出 FMBP 的抗结直肠癌作用具有明显的肿瘤特异性；第 4 章和第 5 章对 FMBP 抗结直肠癌作用的分子机制进行了进一步研究和阐述，发现活性氧、STAT3 信号通路等在介导 FMBP 发挥抗结直肠癌作用过程中扮演了非常关键的角色。这些研究促使笔者进一步研究 FMBP 在动物体内是否也具有同样的抗肿瘤效果。本章利用结直肠癌细胞构建裸鼠皮下成瘤模型，探讨 FMBP 在裸鼠体内的抗肿瘤效果，研究结果显示：FMBP 在裸鼠体内同样能发挥较好的抗结直肠癌效果。这些研究表明：谷糠活性蛋白 FMBP 未来具有开发为抗肿瘤保健品或靶向药物制剂的潜在可能。

6.1 在裸鼠模型中验证 FMBP 抗结直肠癌效应的检测方法

6.1.1 构建裸鼠皮下成瘤模型及 FMBP 的干预方法

（1）实验动物饲养　BALB/C 裸鼠雌鼠 16 只购自中国科学院动物研究所，鼠龄 5 周，体重在 20g 左右。裸鼠在中国辐射防护研究院动物培养室进行分笼饲养。动物培养室为 SPF 级，温度为 26℃±1℃，湿度为 60%±5%，裸鼠饲料进行高温灭菌，每隔 3～4 天换一次无菌垫料。

（2）裸鼠皮下成瘤模型的建立方法　根据 2.1.1 中描述的方法复苏 DLD1 细胞，待细胞含量长至 80%～90% 时进行传代，取对数生长期的细胞，用 0.25% 的胰酶消化细胞，将细胞用 PBS 悬浮，调整细胞密度至每

$200\mu L$ 中含 2×10^6 个细胞；采用皮下成瘤的方法，在裸鼠皮下接种 DLD1 细胞，每只裸鼠在皮下接种细胞悬液 $200\mu L$，定期观察裸鼠皮下成瘤情况。

（3）FMBP 给药方法　待裸鼠肿瘤体积长至约 $100mm^3$ 时，将裸鼠随机分成 2 组，FMBP 治疗组和 PBS 对照组，每组 8 只。采用腹腔注射给药法，按裸鼠体重进行给药，每次每克裸鼠按 $50\mu g$ FMBP 的剂量进行给药，根据 FMBP 的给药体积确定对照 PBS 的接种体积，每隔 3 天给药 1 次，共给药 6 次。在每次给药期间，同时用游标卡尺测量裸鼠的体重和肿瘤的体积。肿瘤体积的计算方法参照 Li 等[1] 的方法。当 6 次给药结束后，裸鼠被处死，剥离皮下的肿瘤组织，称重，并置于 $-80℃$ 冰箱保存备用。

$$裸鼠的肿瘤体积 = 0.5 \times 肿瘤长度(cm) \times 肿瘤宽度(cm)^2$$

注：数据经 SPSS 17.0 统计，采用 Student's t 检验分析，$^*p<0.05$ 表示有显著性差异，$^{**}p<0.01$ 表示差异极显著。

6.1.2　FMBP 影响裸鼠肿瘤组织内肿瘤标志蛋白表达的检测方法

（1）Western blot 技术检测　将上述获得的各组肿瘤组织，加入液氮在研钵中研磨成粉状。加入适量的细胞裂解液，用匀浆器制成细胞悬液，置于冰上 30min，充分裂解细胞。将上述裂解液于 13000r/min、4℃离心 15min，取上清液测定蛋白浓度。取等量的蛋白样品上样于 SDS-聚丙烯酰胺凝胶电泳，进行后续相关指标的 Western blot 检测，具体操作程序见 3.1.2（2）。

（2）免疫组织化学染色技术检测[2]

① 制作石蜡切片

a. 固定　将上述肿瘤组织放入福尔马林溶液中固定 48h 以上，转移至 PBS 缓冲液中浸泡 12h；

b. 脱水　将上述固定好的肿瘤组织，加入不同浓度（50%、70%、80%、95%）的酒精进行梯度脱水，每步 2h，随后用无水酒精洗 2 次，每次 2~4h；

c. 透明　用不同比例的二甲苯酒精溶液将肿瘤组织进行透明，顺序分别是 2/3 纯酒精 + 1/3 二甲苯，1/2 纯酒精 + 1/2 二甲苯，1/3 纯酒精 + 2/3 二甲苯（重复两次），每级停留 30min；

d. 浸腊　将肿瘤组织放入低熔点的石蜡中，在 30℃下浸腊 24h，再放入由蜂蜡和低熔点石蜡按 1:9 组成的混合石蜡中，浸腊 6h；

e. 包埋　浸腊完成后，将材料转移至装有混合石蜡的盒内，迅速冷却；

f. 切片　将包埋后的切片用组织切片机进行连续切片；

g. 烤片　将切片放入 68℃的烤箱中烘烤 20min。

② 免疫组织化学染色

a. 石蜡切片常规脱蜡、水化　烤片结束后，放入二甲苯溶液中进行脱蜡 10min，用梯度酒精脱水，每次 5min，蒸馏水冲洗后，再用 PBS 缓冲液漂洗 3 次，每次 5min。

b. 加入 3% 的 H_2O_2 阻断溶液 80μL 作用 15min，以灭活内源性过氧化物酶，蒸馏水漂洗 3 次。

c. 热修复抗原　将切片浸入 0.01mol/L 枸橼酸盐缓冲液中（pH6.0），微波炉加热沸腾后断电，间隔 5min 后，反复 2 次，冷却后，PBS 洗 2 次，每次 2min。

d. 用吸水纸将残余的 PBS 缓冲液吸干，加入 5% BSA 封闭液，于 37℃ 下封闭 20min，吸去多余液体。

e. 滴加适当稀释的一抗，于 4℃ 冰箱中过夜孵育。

f. PBS 洗 2～3 次，每次 5min，加入二抗（生物素化山羊抗小鼠或兔），室温孵育 20～30min。

g. PBS 洗 3 次，每次 5min，加入试剂 SABC，室温放置 20min。

h. DAB 显色　使用 DAB 显色试剂盒。避光加入试剂盒 A、B、C 液各 1 滴，混匀后滴到切片上，室温显色，在倒置显微镜下观察，至管状结构出现阳性棕黄色时，加入蒸馏水终止反应。

i. 苏木素复染。梯度酒精脱水处理，二甲苯透明 10min，晾干片子后加入水溶性封片剂封片。

6.2
FMBP 对裸鼠皮下肿瘤生长的抑制效应

6.2.1　FMBP 处理显著抑制了裸鼠皮下肿瘤的生长

抗肿瘤药物在体内和体外对肿瘤的抑制效应由于生理条件及环境差异可能会有不同，所以用动物模型进行体内实验对药物的临床应用至关重要。早在 1969 年丹麦学者 Rygaard 等[3] 将人结直肠癌组织接种于裸鼠皮下，首次成功建立了裸鼠成瘤模型。随后，Giovanella 等[4] 和我国学者徐元鼎等[5] 相继将体外培养的不同种类、不同种系的人肿瘤细胞系成功地移植于裸鼠皮下，建立了裸鼠皮下成瘤模型，使得裸鼠模型同步成为研究肿瘤移植瘤的理想方法，移植型肿瘤动物模型的建立也成为检验药物在体内对肿瘤敏感性的主要手段。由于该模型构建时间短，操作简单，成功率较高，因此，目前许多有潜力开发为临床药物的抗肿瘤活性分子均通过裸鼠皮下肿瘤模型对其体内抗肿瘤活性进行验证。

第 3～5 章的研究发现 FMBP 在细胞水平显著抑制了结直肠癌细胞的增殖、迁移，同时能够诱导其凋亡，但 FMBP 在动物体内的抗结直肠癌药效尚不清楚。因此，为了验证 FMBP 在动物体内的抗结直肠癌效果，选择结直肠癌分期为 Duke C 型的 DLD1 细胞打入裸鼠皮下，建立裸鼠皮下肿瘤模型。当裸鼠被皮下接种 DLD1 细胞大约两周后，观察到 16 只裸鼠皮下全部成瘤，说明结直肠癌裸鼠皮下成瘤模型成功建立。当裸鼠的肿瘤体积长至约为 $100mm^3$ 大小时，将裸鼠分为 2 组，对照组和 FMBP 治疗组。FMBP 治疗组按 $50\mu g$ FMBP/g 裸鼠的剂量进行腹腔内注射，对照组注射相同体积的 PBS，每隔三天注射 1 次，共注射 6 次，约 3 周。在每次注射 FMBP 的同时，用游标卡尺测量肿瘤的体积大小。如图 6-1A 和图 6-1B 所示，在 FMBP

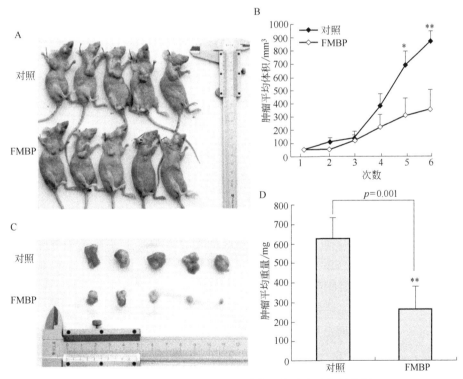

图 6-1　FMBP 在裸鼠体内对结直肠癌肿瘤的抑制作用

A. 五只代表性裸鼠的肿瘤生长情况；B. 统计两组裸鼠肿瘤体积的变化；C 和 D. FMBP 对裸鼠肿瘤体重的影响，每组均为 8 只裸鼠的统计结果进行 6 次处理结束后，可以明显观察到，FMBP 处理组的裸鼠肿瘤体积均低于对照组；根据每次游标卡尺的测量结果统计来看，FMBP 在进行第 5 次注射后，FMBP 处理组裸鼠的体积与对照相比显著降低，在进行第 6 次样品注射后，两组肿瘤体积差异达到极显著。将裸鼠处死后，剥离肿瘤进行称重，结果显示：FMBP 处理组裸鼠的肿瘤重量显著低于对照组（$p = 0.001$），这表明 FMBP 在裸鼠体内能够显著抑制结直肠癌肿瘤的生长（图 6-1C 和图 6-1D）。

为了确定 FMBP 给药是否会影响裸鼠的正常生长，在处理前后和处理过程中，对裸鼠的生长、饮食、活动能力进行了跟踪观察，发现裸鼠在整个处理过程中生理活动能力正常，饮食正常，且体重与对照组相比还有了小幅的增长（表 6-1）。这说明，FMBP 对裸鼠的正常生长指标没有影响。

表 6-1　FMBP 处理对裸鼠体重的影响

给药次数	对照组平均体重/g	FMBP 治疗组平均体重/g
1	20.7285±0.8159	20.6375±0.8551
2	21.9571±1.1399	21.8625±0.8467
3	23.1714±1.2188	23.2875±0.8271
4	23.4429±1.8972	24.1875±1.1618
5	22.9571±1.8528	22.9375±1.0569
6	21.3429±1.8555	23.4000±0.9304

6.2.2　FMBP 显著抑制了肿瘤组织内增殖、凋亡相关标志蛋白的表达

核蛋白 Ki67 是一种肿瘤增殖标志物，其功能与丝分裂密切相关，在细胞增殖中是不可缺少的，它的表达与肿瘤细胞的增殖和生长密切相关[6]。所以在临床上 Ki67 主要用于标记增殖周期中的细胞，该标记阳性率越高表明肿瘤生长越快，组织分化能力越差，而对 Ki67 也越敏感，一般来说这样的肿瘤，通常很难完全治愈[7]。因此，Ki67 的表达量和肿瘤的增长速度呈现正相关。为了验证 FMBP 在裸鼠体内对结直肠癌肿瘤增殖的抑制程度，本文采用免疫组织化学染色的方法，如图 6-2 所示，FMBP 处理后，细胞增殖标志蛋白 Ki67 的染色与对照相比显著减弱，说明裸鼠肿瘤的增殖速度在 FMBP 腹腔给药后显著降低；接着，用同样的方法检测了 FMBP 处理对肿瘤组织内凋亡相关蛋白的表达变化的影响，可以看到，FMBP 处理

后诱导凋亡的标志性蛋白酶, 剪切型 caspase-8 和 caspase-3 与对照相比,染色均增强, 且 TUNEL 染色为阳性, 说明裸鼠体内肿瘤细胞的凋亡效应被显著激活。这些结果说明, FMBP 在裸鼠体内通过抑制肿瘤细胞增殖、诱导肿瘤细胞凋亡来抑制结直肠癌肿瘤的生长, 与其在体外的研究结果相一致。

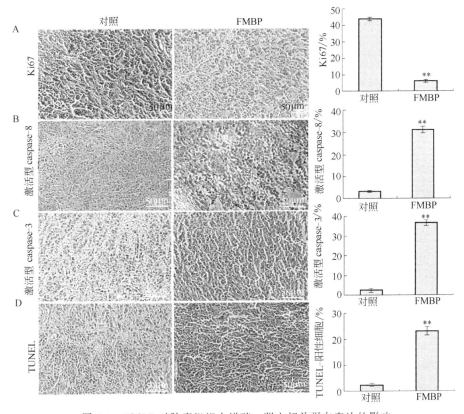

图 6-2　FMBP 对肿瘤组织中增殖、凋亡相关蛋白表达的影响

6.2.3 FMBP 抑制了肿瘤组织中细胞迁移相关指标的表达

第 5 章的研究结果表明, FMBP 能够通过拮抗 STAT3 介导的 EMT 效应来抑制结直肠癌细胞迁移。为了确定 FMBP 在体内是否也能起到同样的效应, 本章用 Western blot 技术和免疫组化的方法检测了裸鼠皮下肿瘤组织内 STAT3 及其下游 EMT 相关基因的表达情况。如图 6-3B 和图 6-3C 所

示，细胞质和细胞核内 p-STAT3 水平显著下调，细胞质内 STAT3、Vimentin、N-cadherin 的表达水平与对照组相比显著下降，而 E-cadherin 的表达水平显著增加。图 6-3A 免疫组化的结果显示：经 FMBP 处理后的肿瘤组织，其 STAT3、p-STAT3 的表达水平均明显下调；STAT3 下游 EMT关键指标 E-cadherin 的染色增强，而 Vimentin 的染色减弱，说明 FMBP 处理肿瘤组织内 EMT 被显著抑制。以上结果与在体外细胞实验的研究数据相一致。这说明，FMBP 在裸鼠体内同样具有抑制结直肠癌肿瘤转移的能力。

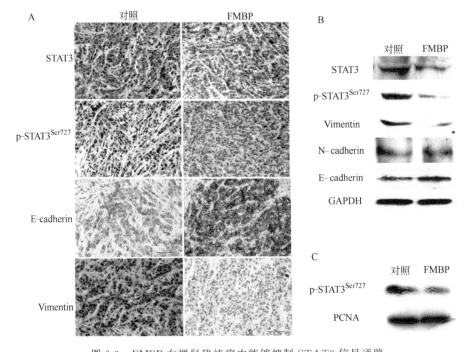

图 6-3　FMBP 在裸鼠移植瘤内能够抑制 STAT3 信号通路

A. FMBP 对肿瘤组织内 STAT3，p-STAT3，E-cadherin 和 Vimentin 表达的影响；B. Western blot
分析肿瘤组织内 STAT3，p-STAT3，Vimentin，E-cadherin 和 N-cadherin 的表达；C. Western blot
分析肿瘤组织细胞核内 p-STAT3 的表达水平

本章研究结果表明：FMBP 在裸鼠体内能够显著抑制结直肠癌皮下肿瘤的生长，诱导肿瘤组织内细胞的凋亡，并具有抗结直肠癌转移的潜力[8]；重要的是，FMBP 对裸鼠无不良免疫反应，对裸鼠的正常生长无影响，表明 FMBP 没有明显细胞毒性。这些研究数据说明 FMBP 具有开发为抗肿瘤靶向药物的临床应用价值，同时为其未来进一步开发为潜在的抗肿瘤靶向药物提供理论依据。

参考文献

[1] LI J T，ZHANG J L，HE H，et al. Apoptosis in human hepatoma HepG2 cells induced by corn peptides and its anti-tumor efficacy in H22 tumor bearing mice [J]. Food and Chemical Toxicology，2013，51：297-305.

[2] FANG E F，ZHANG C Z Y，WONG J H，et al. The MAP30 protein from bitter gourd (*Momordica charantia*) seeds promotes apoptosis in liver cancer cells in vitro and in vivo [J]. Cancer letters，2012，324（1）：66-74.

[3] RYGAARD J，POULSEN C O. Heterotransplantation of a human malignant tumour to "Nude" mice [J]. Acta Pathologica Microbiologica Scandinavica，1969，77（4）：758-760.

[4] GIOVANELLA B，STEHLIN J，WILLIAMS L. Heterotransplantation of human malignant tumors in "nude" thymusless mice. Ⅱ. Malignant tumors induced by injection of cell cultures derived from human solid tumors [J]. Journal of the National Cancer Institute，1974，52（3）：921-930.

[5] 徐元鼎，应越英，陈细法.裸鼠移植性人体肝癌模型的形态观察 [J].肿瘤，1982，6（8）：15-17.

[6] LI L T，JIANG G，CHEN Q，et al. Ki67 is a promising molecular target in the diagnosis of cancer（review）[J]. Molecular medicine reports，2015，11（3）：1566-1572.

[7] 白晓蓉，杨碎胜，郭雁翔，等. Ki-67 表达与乳腺癌治疗及预后的临床意义 [J]. 甘肃医药，2015，34（6）：423-425.

[8] SHAN S H，LI Z W，NEWTON I P，et al. A novel protein extracted from foxtail millet bran displays anti-carcinogenic effects in human colon cancer cells [J]. Toxicology Letters，2014，227：129-138.

FMBP 对小鼠炎症相关结直肠癌（CAC）的抑制效应

　　前面的章节将从谷糠中提取纯化获得的一种Ⅲ型过氧化物酶命名为 FMBP，FMBP 在细胞水平和裸鼠皮下肿瘤模型中对结直肠癌均具有显著的抑制效应，如通过诱导结直肠癌细胞发生氧化应激[1]、细胞周期阻滞在 G_1 期，来抑制细胞增殖；通过 caspases 依赖的凋亡途径诱导结直肠癌细胞凋亡[2]；通过抑制 STAT3 介导的 EMT 途径抑制结直肠癌细胞转移[3] 等；而对正常细胞和裸鼠的生长均没有影响[1]。然而，细胞模型和异种移植裸鼠模型不能够充分反映抗肿瘤药物在人体临床应用中的特点和有效性。目前，致突变剂氧化偶氮甲烷（azoxymethane，AOM）和葡聚糖硫酸钠 (dextran sodium sulfate，DSS) 常用来诱导经典炎症相关结直肠癌（colitis-associated carcinogenesis，CAC）小鼠模型，模拟人类发炎结肠和癌变条件，该模型更好地反映了抗肿瘤药物在临床应用中的特点和有效性[4]。因此，本章采用 AOM 联合 DSS 的方法诱导 C57BL/6J 小鼠，建立结肠炎性小鼠 CAC 模型并腹腔注射 FMBP，观察 CAC 小鼠的体征现象、小鼠结肠黏膜的受损情况及结肠肉瘤的严重程度，并对结肠肿瘤组织进行病理学分析，进一步深入评估谷糠过氧化物酶 FMBP 抗结直肠癌（colorectal cancer，CRC）的临床应用潜力。

7.1
FMBP 抑制小鼠 CAC 生长的检测方法

7.1.1　采用 AOM 联合 DSS 构建小鼠 CAC 模型的方法

　　健康 C57BL/6J 雄性小鼠，4～5 周龄，体重 15～20g/只，购买于北京维通利华实验动物技术有限公司。C57BL/6J 小鼠饲养于中国辐射防护研究院 SPF 级动物饲养室，环境温度条件为（26±1）℃，湿度条件为 60％±5％，光照条件为 12h 黑暗/12h 光照。所有小鼠实验操作均获得山西大学动物实验伦理委员会和中国辐射防护研究院动物保护与使用委员会的批准。

购买 C57BL/6J 小鼠，适应性饲养一周后，对小鼠进行称重并随机分组，分别为对照组（C）、模型组（M）、FMBP 低剂量给药组（ML）和 FMBP 高剂量给药组（MH）共四组，每组 12 只小鼠。C 组给予正常生理盐水，自由饮水饮食。M 组小鼠在第四周一次性腹腔注射 10mg/kg AOM（购自 Sigma 公司），一周后给予小鼠 2％ DSS（购自 MP Biomedicals 公司）并持续 7 天，接着饮用正常生理盐水 14 天，这样 21 天为一个周期，该周期一共进行三次循环以建立结肠炎性结直肠癌 CAC 小鼠模型。ML 和 MH 组在第二周分别腹腔注射 100mg/kg FMBP 和 200mg/kg FMBP，并隔两天注射一次，其余处理方式和 M 组相同。整个小鼠实验过程中，对小鼠的体征现象、体重和生存情况进行观察记录。

7.1.2 小鼠血清样本中炎症因子的检测方法

小鼠按上述方法饲养第 14 周结束后，将小鼠于乙醚下麻醉，用镊子将小鼠一侧眼球快速取出，进行眼球取血，收集血样于 1.5mL 离心管中后放置在冰上，立即于 4℃ 下、3000r/min 离心 5min，收集上清液即为血清，保存于 -80℃ 中并避免反复冻融。接着用 ELISA 试剂盒检测小鼠血清样本中白细胞介素-1（interleukin-1 beta，IL-1β）和肿瘤坏死因子（tumor necrosis factor α，TNFα）的含量，并按照标准曲线对其含量进行计算。TNFα 和 IL-1β 的 ELISA 检测试剂盒均购自上海西唐生物科技有限公司。

7.1.3 小鼠结肠肿瘤组织的组织病理学和免疫组化相关指标检测方法

小鼠按上述方法饲养 14 周后，小鼠于乙醚下麻醉，眼球取血后脱臼死亡。对小鼠进行解剖，收集小鼠的主要脏器（心、肝、脾、肺、肾、胰）和结肠组织，将小鼠的这些组织固定在福尔马林中，接着石蜡包埋、切片以进行苏木精-伊红（HE）染色和免疫组化分析。染色切片在倒置显微镜（100 倍）下进行观察和拍照。免疫组化数据通过 ImageJ 软件进行量化分析。

注：实验数据采用 SPSS 22 软件对实验数据进行统计学分析，不同的显著性水平表示为：* $p<0.05$，** $p<0.01$。

7.2
FMBP 对小鼠 CAC 生长的抑制效应

7.2.1　FMBP 能够改善 CAC 小鼠的各项体征

前面章节的研究发现，FMBP 在细胞和裸鼠水平上均具有显著的抗结直肠癌效应，为了进一步评价 FMBP 对小鼠原位结直肠癌的抑制效应，采用 AOM/DSS 诱导 C57BL/6J 小鼠构建了原位结直肠癌小鼠模型，并将 FMBP 腹腔给药小鼠进行治疗。CRC 患者往往会有便血、肛门肿胀、体重减轻的症状，且结肠肠道局部发生溃烂、出现息肉状或溃疡型瘤块[5,6]。研究结果发现模型组被成功构建，成功率达到 100%，同时观察到与 C 组相比，M 组小鼠体型较小、毛发稀疏、便血、肛门红肿且有一定程度的脱肛现象；而 FMBP 处理组小鼠体型相对较大，毛发稠密，无便血、肛门肿胀和脱肛现象（图 7-1A）。同时，在整个实验过程中，对小鼠的体重和生存情况进行了观察和记录，如图 7-1B 和图 7-1C 所示，M 组小鼠的体重显著低于 C 组（$p<0.01$），FMBP 处理后显著恢复了小鼠体重（$p<0.05$）。值得注意的是，C 组小鼠无死亡现象，其生存率为 100%；M 组小鼠的存活率在第三周从 100% 降低到 87.5%，第七周再次降低到 75% 并一直持续到最后一周；ML 和 MH 组小鼠的存活率均为 83.3%。很明显地，M 组小鼠的存活率远低于 C 组，FMBP 处理后提高了 CAC 小鼠的生存率（图 7-1C）。14 周结束后，所有小鼠于乙醚下麻醉后脱白死亡，对小鼠进行解剖并统计每组中小鼠的结肠长度。结果发现，与 C 组相比，M 组小鼠结肠长度显著缩短（$p<0.01$），低浓度的 FMBP 处理后显著增加了结肠长度（$p<0.05$）（图 7-1D），高浓度达到极显著（$p<0.01$）。这些结果表明，已成功诱导了结肠炎性结直肠癌 CAC 小鼠模型，且 FMBP 有效改善了 CAC 小鼠肛门红肿、便血和脱肛等体征现象，显著恢复了小鼠的结肠长度和体重，提高了 CAC 小鼠的存活率。

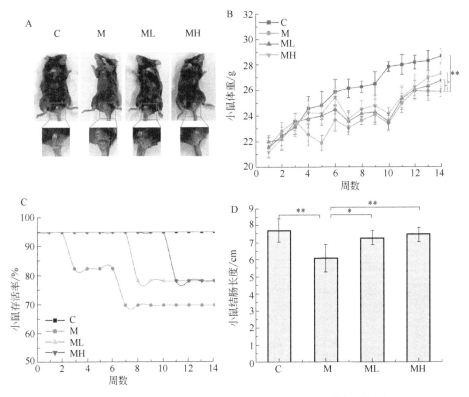

图 7-1　FMBP 对 AOM/DSS 诱导 CAC 小鼠生理指标的影响

A. 各组小鼠在第 11 周的外形观察；B. 各组小鼠的体重变化情况；C. 各组小鼠的存活曲线；

D. 各组小鼠的肠道长度，与 M 组相比，$^*p<0.05$，$^{**}p<0.01$

7.2.2　FMBP 显著抑制了小鼠 CAC 肿瘤的生长

AOM 作为一种致癌剂，可有效诱导小鼠发生结直肠癌变，然后在 DSS 的炎性刺激环境下，短期内可建立诱导性炎症相关的结肠肿瘤模型[7]。该模型能够模拟人类肠道黏膜上皮持续的损伤病程，高效诱导炎性肠病逐步发展为炎性肠癌，常作为 CRC 预防与治疗药物研究的一个强有力平台[8]。为了进一步观察 FMBP 对 CAC 小鼠结肠肿瘤的影响，将小鼠结肠组织纵向解剖，可观察到 C 组小鼠结肠平整光滑无结节，颜色呈正常黄色，M 组结肠在靠近肛门端处有多个肉眼可见的大小不一的息肉瘤块，且结肠颜色呈现红褐色，而 ML 和 MH 组中结肠瘤块的数目均明显少于 M 组，且瘤块较小（图 7-2A）。同时对各组小鼠结肠息肉肿瘤的数量和体积大小进行了统计，如图 7-2B 和图 7-2C 所示，M 组小鼠结肠瘤块的数目显著高于 C 组（$p < 0.01$），且 M 组瘤块较大，多数大于 2mm，而 FMBP 处理后显著减少了结肠肿瘤的数目和大小（$p < 0.05$）。结肠 HE 染色结果显示与 C 组相比，M 组小鼠结肠黏膜上皮结构排列无序，FMBP 处理保护了小鼠结肠黏膜上皮结构的完整性，减轻了诱导性小鼠 CAC 的炎性症状（图 7-2D）。这些结果表明 FMBP 对 AOM/DSS 诱导的小鼠 CAC 具有显著的抑制效应。

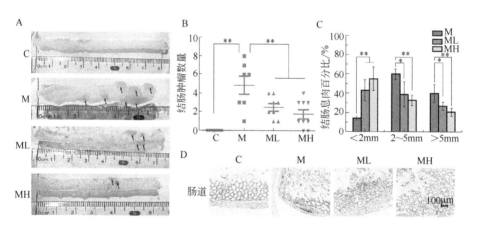

图 7-2　FMBP 对 AOM/DSS 诱导的小鼠 CAC 的抑制作用

A. 各组肠道肿瘤形态的典型图片（箭头所示为肠道瘤块）；B 和 C. 各组结肠肿瘤息肉的数量和大小；D. 小鼠肠道组织的 HE 染色图像；与 M 组相比，$^*p < 0.05$，$^{**}p < 0.01$

7.2.3　FMBP 对 CAC 小鼠血清中主要炎症因子的抑制效应

慢性炎症会促进 CRC 的发生，表现出强烈的炎细胞浸润和促炎细胞因子表达增加[9]，IL-1β 和 TNFα 是肿瘤相关的主要炎症因子，在慢性和急性条件下的各种炎症反应中发挥着关键作用，参与 CRC 的许多生理和病理损伤过程[10~12]。为进一步验证 FMBP 对小鼠 CAC 的抑制效应，采用 ELISA 方法测定了小鼠血清样本中主要炎症因子 IL-1β 和 TNFα 的水平，结果显示：与 C 组相比，M 组 IL-1β 和 TNFα 的水平均显著升高，而这个现象被 FMBP 处理显著逆转（图 7-3）。这说明 FMBP 能够通过有效抑制炎症进而降低 CRC 风险。

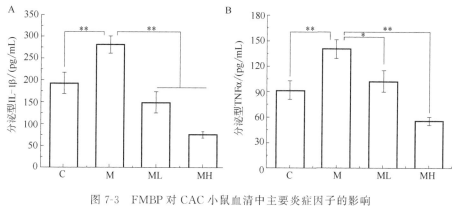

图 7-3 FMBP 对 CAC 小鼠血清中主要炎症因子的影响

A. 小鼠血清样本中 IL-1β 的水平；B. 小鼠血清样本 TNFα 的水平；与 M 组相比，* $p<0.05$，** $p<0.01$

7.2.4 FMBP 对 CAC 小鼠肿瘤标志物抑制效应及主要脏器的影响

环氧合酶 2（cyclooxygenase 2，COX2）、含 EGF 样模块黏蛋白样激素受体 1（EGF module-containing mucin-like receptor 1，EMR1）和抗原 Ki67（tumor proliferating nuclear antigen，Ki67）分别是炎症、巨噬细胞和增殖标志物，均属于 CRC 早期标志物[13~15]。COX2 是一种肿瘤炎症标志物，在正常组织中不表达或低表达，但在 IL-1、TNF、缺氧等多种炎症因素及癌基因的诱导条件下，在炎症、组织损伤及肿瘤形成过程中大量表达[16,17]。核蛋白 Ki67 是一种肿瘤增殖标志物，它的表达与肿瘤细胞的增殖和生长密切相关[18]。EMR1 是一种定义巨噬细胞数量和浸润结肠组织的肿瘤标志物[15,19]。在 CAC 小鼠结肠组织中对这些肿瘤标志物进行免疫组化分析，结果显示：与 C 组相比，M 组中 COX2、EMR1 和 Ki67 的含量都呈现高表达，而 FMBP 处理后均显著降低了这三个肿瘤标志物 COX2、EMR1 和 Ki67 的表达（$p<0.01$）（图 7-4）。此外，HE 染色结果显示：FMBP 有效改善了 AOM/DSS 诱导型 CAC 小鼠主要脏器（心、肝、脾、肺、肾和胰）的损伤（图 7-5）。上述这些结果表明，FMBP 不仅能够对小鼠 CAC 的生长具有显著的抑制效应，且对 CAC 模型造成的小鼠脏器损伤具有一定的改善效应。

本章的研究结果显示：AOM/DSS 诱导成功构建 C57BL/6J 小鼠的炎性结直肠癌 CAC 模型；FMBP 有效改善了 CAC 小鼠便血、肛门红肿、脱肛

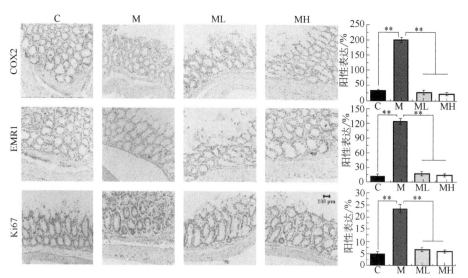

图 7-4　小鼠结直肠组织样本中 COX2、EMR1 和 Ki67 的免疫组化分析及其定量分析

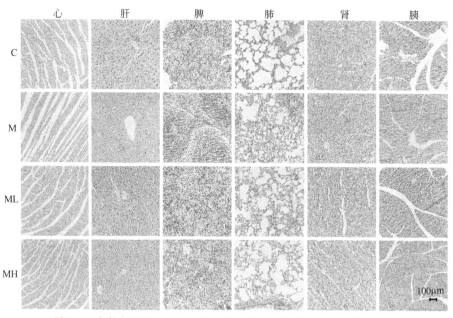

图 7-5　小鼠主要脏器（心、肝、脾、肺、肾和胰）的 HE 染色分析

及体重减轻等体征现象，显著抑制了结肠肿瘤的生长，保护了结肠上皮结构的完整性，提高了 CAC 小鼠存活率；FMBP 显著降低了 CAC 小鼠血清中主要炎症因子 IL-1β 和 TNFα 的水平，并抑制了小鼠 CRC 相关肿瘤标志物

COX2、EMR1 和 Ki67 的表达水平[20]。这些结果表明，FMBP 对 AOM/DSS 诱导的小鼠炎性 CAC 具有显著的抑制作用，具有进一步开发为潜在抗CRC 药物的临床应用价值。

参考文献

[1] SHAN S H，SHI J Y，LI Z，et al. Targeted anti-colon cancer activities of a millet bran-derived peroxidase were mediated by elevated ROS generation [J]. Food Funct，2015，6（7）：2331-2338.

[2] SHAN S H，LI Z，NEWTON I P，et al. A novel protein extracted from foxtail millet bran displays anti-carcinogenic effects in human colon cancer cells [J]. Toxicol Lett，2014，227（2）：129-138.

[3] SHAN S H，LI Z，GUO S J，et al. A millet bran-derived peroxidase inhibits cell migration by antagonizing STAT3-mediated epithelial-mesenchymal transition in human colon cancer [J]. Journal of Functional Foods，2014，10：444-555.

[4] YU C，WEN X D，ZHANG Z，et al. American ginseng attenuates azoxymethane/dextran sodium sulfate-induced colon carcinogenesis in mice [J]. Journal of Ginseng Research，2015，39（1）：14-21.

[5] AIELLO P，SHARGHI M，MANSOURKHANI S M，et al. Medicinal plants in the prevention and treatment of colon cancer [J]. Oxidative Medicine and Cellular Longevity，2019，2019（10）：1-53.

[6] PARK S H，SONG C W，KIMY B，et al. Clinicopathological characteristics of colon cancer diagnosed at primary health care institutions [J]. Intestinal Research，2014，12（2）：131-138.

[7] LI B，WANG Y，YIN L，et al. Glucocorticoids promote the development of azoxymethane and dextran sulfate sodium-induced colorectal carcinoma in mice [J]. BMC Cancer，2019，19（1）：1-10.

[8] JEON H J，YEOM Y，KIM Y S，et al. Effect of vitamin C on azoxymethane （AOM）/dextran sulfate sodium （DSS）-induced colitis-associated early colon cancer in mice [J]. Nutrition Research and Practice，2018，12（2）：101-109.

[9] TERZI J，GRIVENNIKOV S，KARIN E，et al. Inflammation and colon cancer [J]. Gastroenterology，2010，138（6）：2101-2114. e5.

[10] WANG Y，CHE M，XIN J，et al. The role of IL-1β and TNF-α in intervertebral disc degeneration [J]. Biomedicine & pharmacotherapy，2020，131：110660.

[11] LI Y，LEI W，GALLIHERBECKLEY A，et al. Research open access IL-1β promotes stemness and invasiveness of colon cancer cells through Zeb1 activation [J]. 2014，11（87）：1-13.

[12] KASPRZAK A. The Role of tumor microenvironment cells in colorectal cancer (CRC) cachexia [J]. Int J Mol Sci, 2021, 22 (4): 1565.

[13] KOEHNE C H, DUBOIS R N. COX-2 inhibition and colorectal cancer [J]. Seminars in Oncology, 2004, 31 (supp-S7): 12-21.

[14] HILSKA M, COLLAN Y, LAINE V O, et al. The significance of tumor markers for proliferation and apoptosis in predicting survival in colorectal cancer [J]. Diseases of the Colon & Rectum, 2005, 48 (12): 2197-2208.

[15] MANTOVANI A, SICA A. Macrophages, innate immunity and cancer: balance, tolerance, and diversity [J]. Current Opinion in Immunology, 2010, 22 (2): 231-237.

[16] GORADEL N H, NAJAFI M, SALEHI E, et al. Cyclooxygenase-2 in cancer: A review [J]. Journal of Cellular Physiology, 2018, 234 (5): 5683-5699.

[17] LIU B, QU L, YAN S. Cyclooxygenase-2 promotes tumor growth and suppresses tumor immunity [J]. Cancer Cell International, 2015, 15 (1): 1-6.

[18] LI L T, JIANG G, CHEN Q, et al. Ki67 is a promising molecular target in the diagnosis of cancer (review) [J]. Molecular medicine reports, 2015, 11 (3): 1566-1572.

[19] BADER J E, ENOS R T, VELAZQUEZ K T, et al. Macrophage depletion using clodronate liposomes decreases tumorigenesis and alters gut microbiota in the AOM/DSS mouse model of colon cancer [J]. American Journal of Physiology Gastrointestinal & Liver Physiology, 2017, 314 (1): G22-G31.

[20] SHAN S H, WU C H, SHI J Y, et al. Inhibitory effects of peroxidase from foxtail millet bran on colitis-associated colorectal carcinogenesis by the blockade of glycerophospholipid metabolism [J]. Journal of agricultural and food chemistry, 2020, 68 (31): 8295-8307.

FMBP 对 CAC 小鼠甘油磷脂（GPL）代谢的调控效应

机体新陈代谢是生物体与外界环境之间及生物体内物质和能量的交换和转变，以提供给生物体生命活动所需的一切物质和能量；机体代谢稳态在维持生物体内物质运输、生物合成、氧化还原等一系列生命活动中有至关重要的作用[1]。近年来研究发现，在多种癌症类型中，细胞代谢稳态的破坏与细胞转化、肿瘤进展和不良预后密切相关[2]，这表明新陈代谢在肿瘤的发生发展中扮演着重要角色。结直肠癌是一种多因素疾病，是结肠黏膜上皮在遗传、环境或生活方式等多种因素作用下发生的恶性病变。大量研究表明，生物体代谢紊乱会增加结肠瘤变或结直肠癌变的风险，代谢异常在结直肠癌的发生发展中发挥着重要作用，如糖酵解代谢[3] 和脂质代谢[4] 发生变化，为肿瘤生长提供所需的物质和能量，加剧结直肠癌的发生发展。目前，从植物中提取出来的许多活性化合物能够对癌症代谢进行有效重塑，如白藜芦醇[5]、芹菜素[6]、桦木酸[7] 和熊果酸[8] 能够通过靶向肿瘤代谢损害癌症的进展过程，从而起抗肿瘤效应。因此，调节癌细胞特异性新陈代谢有可能成为一种新的有潜力的癌症治疗方法。

前面章节研究发现：FMBP 能够诱导结直肠癌细胞中 ROS 升高，抑制结直肠癌细胞的增殖、迁移，增强结直肠癌细胞的凋亡，而对正常结肠上皮细胞的生长没有影响[9~11]；在第 6 和第 7 章的研究中进一步发现 FMBP 在裸鼠肿瘤模型及 AOM/DSS 诱导的小鼠 CAC 模型中同样能够发挥显著的抗结直肠癌的效果，而不影响正常裸鼠及小鼠的生长[12]。这些研究表明：FMBP 在结直肠癌的预防和治疗中扮演着重要角色，但 FMBP 对结直肠癌代谢路径的调控作用目前尚不清楚。因此，本章将通过 LC-MS 非靶标代谢组学分析结合生物化学手段，进一步分析 FMBP 对结直肠癌代谢物的影响及其可能调控的代谢途径，并初步阐明 FMBP 通过调控肿瘤代谢抗结直肠癌的具体作用机制。该研究从肿瘤代谢重塑的角度揭示了 FMBP 在预防和治疗结直肠癌方面的潜在临床应用价值，这些发现将为 FMBP 进一步研发为新型抗结直肠癌药物提供一定的理论依据。

8.1
FMBP 干预 CAC 小鼠代谢路径的分析方法

8.1.1 代谢组学分析小鼠血清代谢物的方法

小鼠实验结束后，将小鼠置于乙醚下麻醉，用镊子将小鼠一侧眼球快速取出，收集血液于 1.5mL 离心管中，立即于 4℃下、3000r/min 离心 5min，上清液即为血清，将血清收集并保存在 -80℃中，并避免反复冻融。需要注意的是，在摘除眼球采集血样前，所有小鼠禁食 12h，但允许自由饮水，以避免食物对最终结果的影响。小鼠血清样品的代谢组学分析由上海美吉生物医药科技有限公司提供。

首先对血清样品进行前处理，去除杂质后提取代谢物。在正、负离子模式下分别检测并采集代谢物的信息。采用 Proenesis QI 软件对数据进行预处理，将代谢物的信息与 HMDB 和 METLIN 代谢数据库进行匹配，对代谢物进行注释。接着用正交偏最小二乘法分析（orthogonal partial least squares discrimination analysis，OPLS-DA）和偏最小二乘法分析（partial least squares discrimination analysis，PLS-DA）对代谢数据进行多元统计分析，观察各样品之间的总体分布和组间的离散程度，从总体上反应各组样品间的代谢差异和组内样品间的变异度大小。采用多元统计分析结合 t 检验的方法，以 VIP>1，$p<0.05$ 的条件筛选组间差异代谢物。接着对筛选出的差异代谢物进行热图分析和相关性分析，并通过 KEGG 数据库对差异代谢物进行通路分析，富集相关代谢通路。

8.1.2 Western blot 检测甘油磷脂（GPL）代谢相关酶表达水平的方法

（1）CAC 小鼠结肠组织中蛋白质的提取方法　将小鼠结肠组织从 -80℃中取出后称重放于 1.5mL 离心管中，按照质量（结肠组织）∶体积（细胞裂解液）=1∶7 的比例加入细胞裂解液，离心管中放入 5.2mm 研磨珠 1 粒和 3.2mm 研磨珠 2 粒，冷冻研磨仪在频率为 60Hz 条件下研磨 150s。将离心管中的溶液转移到新管中，静置 30min 后 13000r/min 离心 15min，收集上清蛋白溶液，用 BCA 法测定蛋白浓度后做蛋白样并在金属浴 100℃下煮样 5min，保存于 -20℃ 待用。

（2）Western blot 实验　通过 SDS-PAGE 方法进行电泳以分离等量的蛋白质样品，将蛋白条带转移到 PVDF 膜上，用 5% 牛奶孵育膜至少 40min 以封闭杂蛋白。然后接一抗于 4℃ 过夜孵育后用 1×TBST 缓冲液洗涤，接着用辣根过氧化物酶标记的二抗在室温孵育 2h，用超灵敏 ECL 溶液检测蛋白的表达。抗体 CEPT1、ETNP1、LIPIN1 和 PCYT1a 购自 Proteintech 公司；抗体 PCYT2、PLA2G6 和 PLD4 购自 Bioss 公司；GAPDH 抗体购自 Abmart 公司。

8.1.3　免疫组化分析 GPL 关键代谢酶表达水平的方法

具体免疫组化分析参照 6.1.2 中所述的方法进行。

注：本章数据采用 SPSS 22 软件对实验数据进行统计学分析，$p < 0.05$ 被认为有统计学意义，不同的显著性水平表示为：$^* p < 0.05$，$^{**} p < 0.01$。

8.2
FMBP 抑制 CAC 小鼠的 GPL 代谢路径

8.2.1　CAC 小鼠血清的代谢图谱分析

生物体代谢失衡能够促进肿瘤的发生及其恶性程度[13]。为了探讨 FMBP 对 AOM/DSS 诱导的 CAC 小鼠代谢的影响，对 CAC 小鼠血清样本进行 LC-MS 非靶标代谢组学分析。如图 8-1A 和图 8-1B 所示，分别在正、负离子模式下对 CAC 小鼠血清样本进行检测并采集代谢物的信息，其血清样品的总离子色谱图显示该检测条件下峰形良好、分布相对均匀、分离效果好。表明该分析系统稳定，能够保证结果的可靠性（图 8-1）。

8.2.2　CAC 小鼠血清代谢的多元统计分析

在正、负离子结合模式下，对各组小鼠血清样本中所检测出的代谢物进

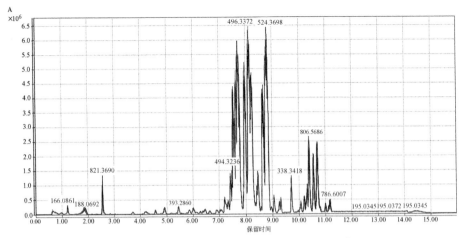

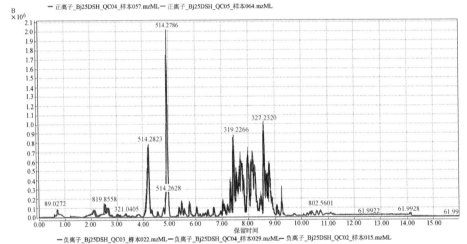

图 8-1 小鼠血清样本的总离子色谱图

A. 小鼠血清样品在阳性离子模式下获得的总离子色谱图；

B. 负离子模式下小鼠血清样品的总离子色谱图

行 PLS-DA 和 OPLS-DA 分析，以便总体上反应组内样品的变异度大小和各组间样品的代谢差异。分析结果显示：各组内样本分布点之间的距离较小、聚合程度强，且 M 与 C、ML、MH 组之间的样本分布均有完全分离的趋势，离散程度较大（图 8-2A 和图 8-2B）；随后对 OPLS-DA 分析进行了 200次置换检验，保证多元统计分析的有效性、准确性和稳定性（图 8-2C）。这些分析结果表明组内各样品中代谢物的组成和浓度较接近、没有显著差异性；而 M 组与其他三组之间的代谢物存在显著差异性。

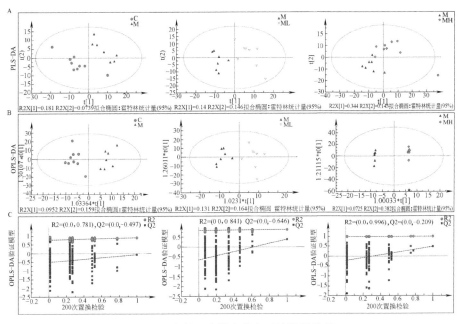

图 8-2　小鼠血清样本的多元统计学分析

A 和 B. M 组与其他三组间的 PLS-DA 和 OPLS-DA 分析；C. M 组与

其他三组间 OPLS-DA 模型对应的验证图

8.2.3　FMBP 影响 CAC 小鼠的差异代谢物及富集的相关代谢通路

　　进一步采用 OPLS-DA 多元统计分析结合 t 检验的方法，按照 VIP>1、$p<0.05$ 的标准筛选组间差异代谢物。Cheng 等研究发现 PE 和 PC 等 GPL 代谢物在多种恶性肿瘤中呈现高水平，GPL 的生物合成在恶性肿瘤中被上调以满足癌细胞对物质和能量的需求[14]。相关研究表明，通过对结直肠癌组织代谢谱的分析，发现与正常样本相比，PC-16：0/16：1、PC-16：0/18：1、PE-34：4 在结直肠癌患者中异常积累，可视为 CRC 的生物标志物[15~17]。本研究中代谢组学测序结果显示：磷脂酰乙醇胺（phosphatidylethanolamine，PE）和磷脂酰胆碱（phosphatidylcholine，PC）这两种甘油磷脂（glycerophosphatide，GPL）类物质在差异代谢物中占相当大的比例；与 C 组相比，M 组中 GPL 代谢物异常升高，包括 PE（18：0/0：0）、PE（20：0/P-18：1（11Z））、PE（18：1（9Z）/0：0）和 PC（16：0/20：4（6E、8Z、11Z、14Z）（50H

[S])），有可能成为 CRC 发生发展中新的生物标志物，FMBP 处理后均有效下调了这些差异代谢物的丰度（图 8-3A）。

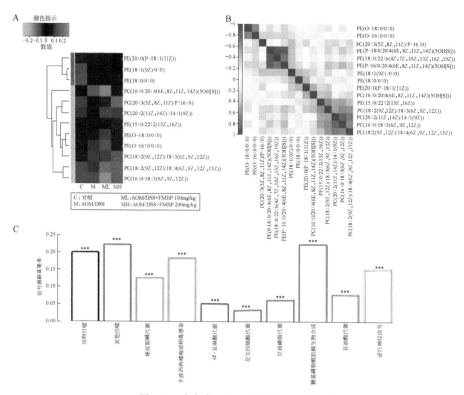

图 8-3 小鼠各组间差异代谢物的分析

A. 热图分析显示各组中 PE 和 PC 差异代谢物的相对丰度；每一行代表一种代谢物，每一列代表一组，每个小方块的颜色代表代谢物的表达水平，从绿色到红色表示代谢物水平升高；B. PE 和 PC 差异代谢物的相关性分析；每一行和每一列都代表一种差异代谢物；蓝色和红色分别表示正相关和负相关；C. PE 和 PC 差异代谢物所对应的显著变化的代谢通路

接着对筛选到的 PE、PC 类差异代谢物进行相关性分析，如图 8-3B 所示，这些代谢物的丰度在 M 组中与 C、ML、MH 组中呈负相关，且差异代谢物 PE 和 PC 之间的关系紧密相关。进一步通过 KEGG 数据库显著富集到 10 条相关代谢通路，包括 GPL 代谢通路（图 8-3C）。癌组织中 PC 和 PE 代谢产物的异常升高与其代谢酶异常升高直接相关[18]。研究发现，FMBP 显著降低了 CAC 小鼠结肠组织中 GPL 代谢关键酶 PCYT2、PCYT1α 和 PLA2G6 的表达（图 8-4 和图 8-5）。这些结果表明，FMBP 通过抑制 GPL 代谢关键酶的表达来下调 PC 和 PE 代谢产物的丰度，进而阻断 GPL 代谢发挥抗 CRC 活性。

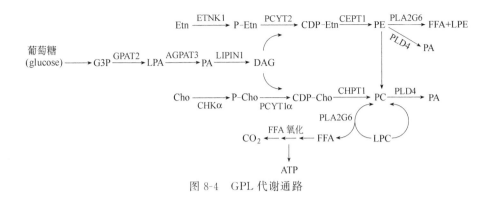

图 8-4 GPL 代谢通路

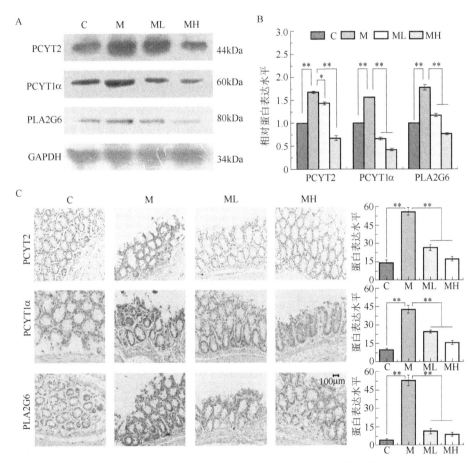

图 8-5 FMBP 对 CAC 小鼠结肠组织中 GPL 关键代谢酶的影响

A 和 B. 实时荧光定量 PCR 和 Western blot 检测 PCYT2、PCYT1α 和 PLA2G6 在小鼠肠道肿瘤组织中的表达水平；C. 小鼠肠道组织中的 PCYT2、PCYT1α 和 PLA2G6 的免疫组织化学分析

8.2.4 FMBP 抑制 CAC 小鼠 GPL 关键代谢酶的表达水平

　　磷脂是生物膜的重要组成部分，能够活化细胞、维持新陈代谢、降低血清胆固醇，防止脂肪肝，促进脂肪代谢；还能够改善血液循环、预防心血管疾病，增强人体的免疫力和再生力的作用[19]。根据甘油骨架的不同，磷脂分为甘油磷脂（glycerophosphatide，GPL）和鞘磷脂（sphingomyelin，SM），其中 GPL 是生物膜的主要成分，它的基本结构是磷脂酸和与磷酸相连的取代基团。GPL 是细胞的信号分子和能量来源，在生物膜的物质运输、能量转换和信息传递中扮演着重要角色[20]。依据取代基团的不同，GPL 可分为磷脂酰胆碱（phosphatidylcholine，PC）、磷脂酰乙醇胺（phosphatidylethanolamine，PE）、磷脂酰丝氨酸（phosphatidylserine，PS）、磷脂酰甘油（phosphatidylglycerol，PG）、磷脂酰肌醇（phosphatidylinositol，PI）和心磷脂（cardiolipin）等，其中 PC 占膜双层中磷脂成分的 45%～55%，PE 占比 15%～25%[21]，PE 和 PC 是真核细胞中含量最为丰富的两种磷脂，是细胞膜的主要结构和功能成分，在细胞膜中起着重要作用[22,23]。癌组织中 PC 和 PE 代谢产物的异常升高与其代谢酶异常升高直接相关[18]。

　　正常机体中 PE 和 PC 的代谢途径如下：首先乙醇胺激酶（ethanolamine kinase，ETNK1）和胆碱激酶（choline kinase，CHKα）分别催化 ATP 依赖的乙醇胺（ethanolamine，Etn）和胆碱（choline，Cho）磷酸化，分别形成磷酸乙醇胺（phosphate ethanolamine，P-Etn）和磷酸胆碱（phosphate choline，P-Cho）及副产物 ADP；然后，CTP：磷酸乙醇胺胞苷酰转移酶（phosphoethanolamine cytidylyltransferase 2，PCYT2）和 CTP：磷酸胆碱胞苷酰转移酶（phosphocholine cytidylyltransferase A，PCYT1α）分别利用 P-Etn 和 P-Cho 与 CTP 释放焦磷酸盐（PPi），分别形成高能供体 CDP-乙醇胺（CDP-ethanolamine，CDP-Etn）和 CDP-胆碱（cytidine-diphosphocholine，CDP-Cho），该步骤被认为是 PE 和 PC 生物合成途径中的主要调控步骤，其中 PCYT2 和 PCYT1α 对 P-Etn 和 P-Cho 具有高度特异性，是合成 PE 和 PC 的限速酶；最后，CDP-Etn 和 CDP-Cho 分别在乙醇胺磷酸转移酶（1,2-diacylglycerol ethanolamine-phosphotransferase，CEPT1）和胆碱磷脂转移酶 1（choline phosphotransferase，CHPT1）的催化作用下与甘油二酯（diacylglycerol，DG）结合，生成 PE 和 PC，其中 DG 是葡萄糖在甘油-3-磷酸酰基转移酶 2（glycerol-3-phosphate acyltransferase 2，GPAT2）、1-酰基甘油-3-磷酸酰基转移酶 3（acyl-glycerol-3-phosphate acyltransferase 3，AGPAT 3）和磷脂酸磷酸水解酶（phosphatidic acid phosphohydrolase，LIPIN1）等一系列酶的作用下生成的。同时 PE 还能够在磷脂酰乙醇胺-甲基转移酶的作用下转变为 PC。此外，PE 和 PC 能够被生物体内的磷脂酶（phospholipase A2G6，PLA2G6）催化水解产生游离脂肪酸（free fatty acids，FFA），接着 FFA 进行 β 氧化，释放大量 ATP[22,24~27]，为细胞的生长提供了能量，见图 8-4。其中，PCYT1α 和 PCYT2 分别是 PE 和 PC 合成途径中的限速酶，而 PLA2G6 是调节 PE 和 PC 分解的限速酶。

近年来越来越多的研究表明，多种恶性肿瘤中 GPL 代谢平衡被破坏，GPL 代谢的异常及参与 GPL 代谢的酶如 CHKα、PCYT1α、PLA2G6 和 PLD4 等的异常表达与癌症的发生密切相关[14]。Dueck 等研究发现：结肠肿瘤恶性标本中负责 GPL 代谢的限速酶 PCYT1α 的酶活性显著升高，引起 GPL 的生物合成速率增加，导致 PC 在肿瘤组织中积累[28]。Ridgway 等研究显示：CRC 细胞中胆碱激酶 CHKα 的活性增强，加速对胆碱的磷酸化进而促进胆碱的吸收，导致癌细胞中 PC 合成的提高使 GPL 代谢稳态被打破，促进肿瘤的生长[25]。本研究采用实时荧光定量 PCR 和蛋白质免疫印迹技术检测 FMBP 对小鼠结肠组织中 GPL 代谢酶的影响。结果显示，PCYT2、PCYT1α、PLA2G6 在 M 组中高表达，而在 C、ML 和 MH 组中呈现低表达（图 8-5A 和图 8-5B）。此外，组织病理学分析显示：与 C 组相比，GPL 代谢通路中的限速酶 PCYT1α、PCYT2 和 PLA2G6 在 M 组中高表达，而 FMBP 处理后显著降低了这三个限速酶的表达（图 8-5C）。上述这些结果表明，FMBP 能够显著降低 CAC 小鼠中 GPL 代谢通路中酶的表达，进而下调 GPL 代谢从而抑制结肠肿瘤的生长。

本章通过运用第 7 章构建的炎性相关结直肠癌小鼠模型，围绕谷糠过氧化物酶 FMBP 调控 CRC 的代谢效应进行了研究，通过 LC-MS 非靶标代谢组学分析结合 KEGG 信号通路富集，发现 FMBP 处理能够有效下调 GPL 代谢中 PE 和 PC 类相关差异代谢物的丰度；通过实时荧光定量 PCR、Western blot 和免疫组织化学技术，发现 FMBP 显著降低了小鼠 CAC 组织中 GPL 代谢关键酶 PCYT2、PCYT1α 和 PLA2G6 的表达水平[29]。这些结果表明，GPL 代谢在 FMBP 的抗结直肠癌效应中发挥关键作用。本研究从肿瘤代谢重塑的视角评价了 FMBP 抗 CRC 的临床应用潜力，并揭示了 GPL 代谢在 FMBP 抗 CRC 中的重要作用。

参考文献

[1] JOSHUA C J. Metabolomics: a microbial physiology and metabolism perspective: methods and protocols [J]. Methods in Molecular Biology, 2019: 71-94.

[2] MARCHAN R, BÜTTNER B, LAMBERT J, et al. Glycerol-3-phosphate acyltransferase 1 promotes tumor cell migration and poor survival in ovarian carcinoma [J]. Cancer Research, 2017, 77 (17): 4589-4601.

[3] VAUPEL P, SCHMIDBERGER H, MAYER A. The Warburg effect: Essential part of metabolic reprogramming and central contributor to cancer progression [J]. International Journal of Radiation Biology, 2019, 95 (7): 1-25.

[4] 肖强. 脂质在肥胖介导的结肠癌风险中的作用 [J]. 名医, 2019 (4): 28-29.

[5] JUNG K H, LEE J H, QUACH C T, et al. Resveratrol suppresses cancer cell glucose uptake by targeting reactive oxygen species-mediated hypoxia-inducible factor-1α activation [J]. Journal of Nuclear Medicine, 2013, 54 (12): 2161-2167.

[6] SHAN S, SHI J, PENG Y, et al. Apigenin restrains colon cancer cell proliferation via targetedly blocking the PKM2-dependent glycolysis [J]. Journal of agricultural and food chemistry, 2017, 65 (37): 8136-8144.

[7] CHENG C, ZHUO S, ZHANG B, et al. Treatment implications of natural compounds targeting lipid metabolism in nonalcoholic fatty liver disease, obesity and cancer [J]. International Journal of Biological Sciences, 2019, 15 (8): 1654-1663.

[8] KIM G H, KAN S Y, KANG H, et al. Ursolic acid suppresses cholesterol biosynthesis and exerts anti-cancer effects in hepatocellular carcinoma cells [J]. International Journal of Molecular Sciences, 2019, 20 (19): 1-15.

[9] SHAN S, SHI J, LI Z, et al. Targeted anti-colon cancer activities of a millet bran-derived peroxidase were mediated by elevated ROS generation [J]. Food Funct, 2015, 6 (7): 2331-2338.

[10] SHAN S, LI Z, NEWTON I P, et al. A novel protein extracted from foxtail millet bran displays anti-carcinogenic effects in human colon cancer cells [J]. Toxicology Letters, 2014, 227 (2): 129-138.

[11] SHAN S, LI Z, GUO S, et al. A millet bran-derived peroxidase inhibits cell migration by antagonizing STAT3-mediated epithelial-mesenchymal transition in human colon cancer [J]. Journal of Functional Foods, 2014, 10: 444-455.

[12] SHAN S, WU C, SHI J, et al. Inhibitory effects of peroxidase from foxtail millet bran on colitis-associated colorectal carcinogenesis by the blockage of glycerophospholipid metabolism [J]. Journal of agricultural and food chemistry, 2020, 68 (31): 8295-8307.

[13] GAGNIÈRE J, RAISCH J, VEZIANT J, et al. Gut microbiota imbalance and

colorectal cancer [J]. World J Gastroenterol，2016（2）：501-518.

[14] CHENG M，BHUJWALLA Z M，KRISTINE G. Targeting phospholipid metabolism in cancer [J]. Frontiers in Oncology，2016，6（266）：1-17.

[15] MIRNEZAMI R，SPAGOU K，VORKAS P A，et al. Chemical mapping of the colorectal cancer microenvironment via MALDI imaging mass spectrometry（MALDI-MSI）reveals novel cancer-associated field effects [J]. Molecular Oncology，2014，8（1）：39-49.

[16] HALAMA A，GUERROUAHEN B S，PASQUIER J，et al. Metabolic signatures differentiate ovarian from colon cancer cell lines [J]. Journal of Translational Medicine，2015，13（223）：1-12.

[17] ALEXANDER J，GILDEA L，BALOG J，et al. A novel methodology for in vivo endoscopic phenotyping of colorectal cancer based on real-time analysis of the mucosal lipidome: a prospective observational study of the iKnife [J]. Surgical Endoscopy，2016，31（3）：1361-1370.

[18] GUAN Y，CHEN X，WU M，et al. The phosphatidylethanolamine biosynthesis pathway provides a new target for cancer chemotherapy [J]. Journal of Hepatology，2019，72（4）：746-760.

[19] 姜霞，张应鹏，刘宇，等. 磷脂的作用与纯化方法研究进展 [J]. 食品研究与开发，2007（4）：166-168.

[20] 大介菱川. Discovery of a novel lysophospholipid acyltransferase family essential for membrane asymmetry and diversity [D]. 2009.

[21] BELHOCINE T Z，PRATO F S. Transbilayer phospholipids molecular imaging [J]. EJNMMI Research，2011，1（1）：17.

[22] GIBELLINI F，SMITH T K. The Kennedy pathway—*De novo* synthesis of phosphatidylethanolamine and phosphatidylcholine [J]. IUBMB Life，2010，62（6）：414-428.

[23] VAN DER VEEN J N，KENNELLY J P，WAN S，et al. The critical role of phosphatidylcholine and phosphatidylethanolamine metabolism in health and disease [J]. Biochimica et Biophysica Acta（BBA）-Biomembranes，2017，1859：1558-1572.

[24] MALDONADO E N，DELGADO I，FURLAND N E，et al. The E2F2 transcription factor sustains hepatic glycerophospholipid homeostasis in mice [J]. Plos One，2014，9（11）：e112620.

[25] RIDGWAY，NEALE D. The role of phosphatidylcholine and choline metabolites to cell proliferation and survival [J]. Critical Reviews in Biochemistry & Molecular Biology，2013，48（1）：20-38.

[26] NOVÁK F，KOLÁŘ F，HAMPLOVÁ B，et al. Myocardial phospholipid remodeling under different types of load imposed during early postnatal development [J].

Physiological Research，2009，58（Suppl2）：S13-S32.

[27] MOITRA S，PAWLOWIC M C，HSU F，et al. Phosphatidylcholine synthesis through cholinephosphate cytidylyltransferase is dispensable in Leishmania major [J]. Scientific Reports，2019，9（1）：7602.

[28] DUECK D A，CHAN M，TRAN K，et al. The modulation of choline phosphoglyceride metabolism in human colon cancer [J]. Molecular and Cellular Biochemistry，1996，162（2）：97-103.

[29] SHAN S，WU C，SHI J，et al. Inhibitory effects of peroxidase from foxtail millet bran on colitis-associated colorectal carcinogenesis by the blockade of glycerophospholipid metabolism [J]. Journal of agricultural and food chemistry，2020，68（31）：8295-8307.

第9章

细胞水平验证 FMBP 调控甘油磷脂代谢的效应机理

在第 8 章中通过对 AOM/DSS 诱导的 CAC 小鼠血清样本进行代谢组学分析，发现 FMBP 显著减少了 CAC 小鼠中磷脂酰乙醇胺（PE）和磷脂酰胆碱（PC）这两种甘油磷脂类代谢物的丰度，如 PE（18：0/0：0）、PE（20：0/P-18：1（11Z））、PE（18：1（9Z）/0：0）和 PC（16：0/20：4（6E、8Z、11Z、14Z）（50H［S］））；并通过 KEGG 数据库显著富集到 GPL 代谢通路，同时在 CAC 小鼠组织中证明了 FMBP 能够显著降低 GPL 代谢通路中关键代谢酶 PCYT2、PCYT1α 和 PLA2G6 的表达，进而调控 GPL 代谢起到抗结直肠癌的作用。本章将进一步在细胞水平上验证 FMBP 对 GPL 代谢相关指标（PE、PC、FFA 和 ATP）及其关键代谢酶的影响，并通过加入 GPL 代谢中有效阻断 PC 合成的限速酶 PCYT1α 的抑制剂（D-鞘氨醇）和 GPL 代谢中有效阻断 PE 合成的限速酶 PCYT2 的非竞争性抑制剂（氯苯甲嗪）观察其对结直肠癌细胞活力的影响，评价 GPL 代谢在 FMBP 抗结直肠癌效应中的关键作用。

另外，第 4 章的研究结果表明：ROS 在 FMBP 发挥抗结直肠癌效应的过程中扮演了非常关键的角色[1]，线粒体是内源性 ROS 的最大贡献者之一，其功能对于维持 ROS 的稳态至关重要。相关研究显示，GPL 代谢失调会导致线粒体功能障碍、产生过量活性氧 ROS[2,3]。因此，笔者推测 ROS 参与了 FMBP 对 GPL 代谢的调控效应。因此，本章的另一部分内容主要探讨 ROS 在 FMBP 调控 GPL 代谢中的关键作用，初步阐明其调控机制。

9.1
GPL 代谢酶抑制剂影响结直肠癌细胞活力的检测方法

（1）细胞培养方法　RPMI-1640、F12 基础培养基和胎牛血清购自

GIBCO 公司（美国）；青霉素-链霉素-庆大霉素混合溶液购自 Solarbio 公司。细胞的培养：DLD1 和 HT29 细胞培养于添加有 10% 胎牛血清和 1% 青霉素-链霉素-庆大霉素混合溶液（100×）的 F12 培养基中。HCT-116 细胞单层贴壁培养于含有 10% 胎牛血清和 1% 100× 抗生素抗菌液的 RPMI-1640 营养培养基中。所有细胞株均在 37℃、含 5% CO_2 的细胞培养箱中培养。

细胞传代、冻存及复苏的方法参照 2.1.1 所述方法进行。

（2）MTT 实验评价结直肠癌的细胞活力　MTT 实验用来评价 D-鞘氨醇和氯苯甲嗪对结直肠癌细胞活力的影响。将 HCT-116 和 DLD1 细胞接种于 96 孔板中，其细胞密度为 6×10^3/孔。用不同浓度的 D-鞘氨醇（购自 Macklin 公司）或（购自 APExBIO 公司）处理细胞 48h 后换新鲜的培养基，每孔再加入 $20 \mu L$ MTT 溶液（5mg/mL），于 37℃、5% CO_2 的条件下孵育 4h。然后弃掉培养液，每孔中加入 DMSO 溶液 $150 \mu L$ 并振荡均匀。用酶标仪在 570nm 波长下测定各个孔的吸光度。

$$细胞存活率(\%) = \frac{OD_{570}（处理组）}{OD_{570}（对照组）} \times 100\%$$

9.2
FMBP 干预结直肠癌细胞 GPL 代谢相关指标的检测方法

9.2.1　结直肠癌细胞 GPL 代谢相关指标的检测方法

PE 和 PC 酶联免疫检测试剂盒购自西唐生物科技有限公司、FFA 和 ATP 测定试剂盒购自南京建成生物工程研究所。将结直肠癌细胞 HT-29、HCT-116 和 DLD1 以 2×10^6/孔的密度接种在 60mm 的培养皿中过夜培养，用不同浓度（$0\mu mol/L$、$1\mu mol/L$、$2\mu mol/L$ 和 $3\mu mol/L$）的 FMBP 处理细胞 48h。收集培养上清，按照 PE 和 PC 的酶联免疫吸附测定试剂盒测定 PE 和 PC 的含量。此外，将紧贴在培养瓶壁上的细胞中加入适量预冷的 PBS 缓冲液，用细胞刮刮下收集于离心管中，在 1000r/min 的条件下离心 5min 后弃掉上清。根据细胞的数量加入适量的 PBS 缓冲液后进行超声破碎，接着 6000r/min 离心 10min。收集上清液，分别使用 FFA 和 ATP 检测试剂盒测定细胞中 FFA 和 ATP 含量。

9.2.2 荧光定量 PCR 技术检测结直肠癌细胞内 GPL 代谢酶的表达水平

细胞中总 RNA 的提取及 cDNA 反转录：FMBP 处理细胞 48h 后倒掉培养液，培养皿或培养瓶中加入预冷的 PBS 缓冲液，用细胞刮刮下细胞后收集于无 RNA 酶的离心管中。于 4℃ 条件下，1000r/min 离心 5min。接着弃掉上清液，向细胞沉淀中加入 500μL Trizol 溶液并吹散混匀，静置 5min 后加入 100μL 氯仿剧烈振荡 15s，静置 5min。在 4℃ 的条件下，13000r/min 离心 15min，吸取上清到新管中，加入与上清液等体积的异丙醇后缓慢上下颠倒。接着静置 10min，在 13000r/min 的条件下离心 10min，保留沉淀，加入一定量 75% 乙醇清洗 RNA，13000r/min 离心 5min，重复清洗一遍后用风机吹干直至透明，加入一定量无菌无酶水，用金属浴在 57℃ 下助溶 10min，轻弹混匀后用无菌无酶水调零测定 RNA 浓度。然后严格按照 Easy-Script® RT/RI Enzyme Mix 反转录试剂盒说明书将 500ng 总 RNA 逆转录成 cDNA，保存于 -20℃ 待用。注意整个操作过程中操作者要佩戴口罩，且所用的枪头都要用无 RNA 酶的枪头。

荧光定量 PCR 反应总体系为 20μL，分别为上、下游引物各 0.4μL，2× ChamQ SYBR 荧光定量 PCR Master Mix 10μL，cDNA 2μL，ddH$_2$O 补足到 20μL。具体运行条件为 95℃ 反应 30s 以预变性；95℃ 反应 10s，60℃ 反应 30s，并循环 40 次。引物设计由生工生物工程股份有限公司提供，引物序列如表 9-1。

表 9-1 荧光定量 PCR 引物序列

基因(genes)	引物(primer)
GPAT2	Forward:5'-TGGCTGGTTCGGAGGCTCTG-3'
	Reverse:5'-GATGCGCTGTACCTCCTTCTTCAC-3'
AGPAT3	Forward:5'-AACTGCCGCCTCGCCTACTC-3'
	Reverse:5'-GATGATGACTGCGTGCTCCTTCC-3'
LIPIN1	Forward:5'-GCCGACATCTTGGTGCTGACG-3'
	Reverse:5'-TGCTCTCCACGCCACTGTCC-3'
PCYT2	Forward:5'-AGATTGACAGTGGCAGCAACCTC-3'
	Reverse:5'-GCTCCTTGGCTTCCTTCTTCTGG-3'
ETNK1	Forward:5'-GTGACCCTGCAGCTCTTCAC-3'
	Reverse:5'-GTTGTGGTGCACACCCATGA-3'

基因(genes)	引物(primer)
CHKα	Forward:5′-GCCTATCTGTGGTGCAAGGAGTTC-3′
	Reverse:5′-GCCGCCTCTGATGACACTGATG-3′
PCYT1α	Forward:5′-AGCTCTGATGCAAGCGAAGAACC-3′
	Reverse:5′-TTCCTCACCACCTCATCCACGTAG-3′
PLD4	Forward:5′-GTCGGCTGCGGACTCAACAC-3′
	Reverse:5′-TCCGTGACCATGAACTTGCTGTG-3′
PLA2G6	Forward:5′-GACTGTGCCATAGTGCTGCTGAC-3′
	Reverse:5′-CCACTTCTGCTCCGAACACGATG-3′
CHPT1	Forward:5′-ACCGAAGAGGCACCATACTGGAC-3′
	Reverse:5′-TCCTAAGCGAGCGGCAATTGAAG-3′
CEPT1	Forward:5′-GTGTAGCAGCGTGTCCAAGGC-3′
	Reverse:5′-GGAGCACAGCGATGGAAGAATGG-3′

9.2.3 Western blot 技术检测结直肠癌细胞内 GPL 代谢酶的表达水平

细胞中蛋白质的提取：FMBP 处理结直肠癌 DLD1 和 HCT116 细胞 48h 后，收集细胞沉淀于离心管中。然后加入适量的细胞裂解液吹散混匀，置于冰上静置 30min。之后的蛋白质印迹实验的操作详见 3.1.2 节。

9.3
NAC 干预结直肠癌细胞内 GPL 代谢的检测方法

结直肠癌细胞 HCT-116 和 DLD1 接种于 60mm 的培养皿中，细胞密度为 $2×10^6$/孔。过夜培养后将含有 3mmol/L 和 6mmol/L NAC（购自碧云天生物技术有限公司）的新鲜培养基分别处理 HCT-116 和 DLD1 细胞 30min。加入一定浓度的 FMBP 置于培养箱中，HCT-116 培养 24h，DLD1 细胞培养 48h。接着分别收集细胞培养液和细胞沉淀，按照 PE、PC、FFA 和 ATP 检测试剂盒的说明书测定其含量。

注：本章实验数据均来自三次独立实验重复，实验数据以 $\bar{x} \pm s$ 的方式表示。采用 SPSS 22 软件对实验数据进行统计分析，$p < 0.05$ 代表数据具有统计学意义，不同显著性水平表示为：$* \ p < 0.05$，$** \ p < 0.01$。

9.4
FMBP 抑制结直肠癌细胞的 GPL 代谢

9.4.1 FMBP 降低结直肠癌细胞 GPL 代谢相关指标的含量

GPL 是生物体中含量最多的一类磷脂，是细胞膜的主要结构和功能成分，是细胞的信号分子和能量来源[4]，其合成速率随着肿瘤的发生发展而加快[5~7]。PE 和 PC 是含量最为丰富的 GPL[8]。生物体中，PE 和 PC 能够被磷脂酶水解成游离脂肪酸（FFA），然后进行 β 氧化作用，提供 ATP 作为细胞生长、存活和转移的重要能量来源[9,10]。近年来研究发现，在乳腺癌、卵巢癌和结直肠癌等多种癌症中 PE 和 PC 丰度异常，GPL 异常代谢已成为肿瘤恶性发展的重要因素，并已被进一步确立为肿瘤的普遍代谢标志[11,12]。GPAT2、AGPAT3、LIPIN1、ETNK1、PCYT2、CEPT1、CHKα、PCYT1α 和 CHPT1 是 PE 和 PC 合成途径中的代谢酶，同时 PE 和 PC 在磷脂酶 PLA2G6 的作用下分解生成游离脂肪酸 FFA，FFA 进一步进行 β 氧化作用产生大量的 ATP 以维持细胞增殖（图 8-4）。因此，为了在细胞水平验证 FMBP 对 GPL 代谢的调控效应，检测了 FMBP 对结直肠癌细胞株 HT29、HCT-116 和 DLD1 中 GPL 代谢指标 PE、PC、FFA 和 ATP 的影响。结果显示，与对照组相比，FMBP 处理组中 PE、PC、FFA 和 ATP 的水平显著降低，且呈浓度依赖性（图 9-1），表明 FMBP 能够抑制结直肠癌细胞的 GPL 代谢。

9.4.2 FMBP 抑制结直肠癌细胞 GPL 相关代谢酶的表达水平

肿瘤组织中代谢物异常的升高或降低可能与其代谢通路中酶的异常变化

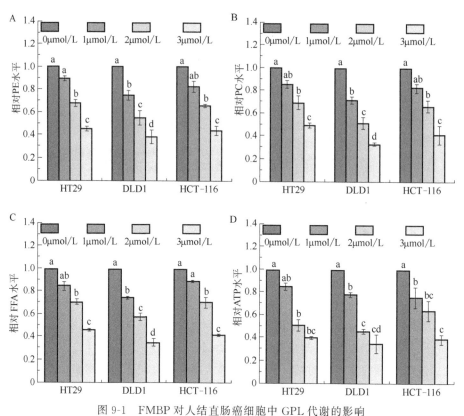

图 9-1　FMBP 对人结直肠癌细胞中 GPL 代谢的影响

A 和 B. ELISA 技术检测 FMBP 对结直肠癌细胞中 PE 和 PC 水平的影响；C 和 D. FMBP 对
结直肠癌细胞中 FFA 和 ATP 相对水平的影响

直接相关[13]。因此，采用荧光定量 PCR 和 Western blot 技术检测了 FMBP
对 HCT-116 和 DLD1 细胞中 GPL 代谢通路中代谢酶的影响。结果显示，无
论是 mRNA 水平还是蛋白水平，FMBP 均显著降低了 GPL 代谢酶 LIPIN1、
ETNK1、PCYT2、CEPT1、PCYT1α、PLA2G6 和 PLD4 的表达（$p <$
0.05），且具有浓度依赖性，但对 GPAT2 和 AGPAT3 的表达水平没有影响
（图 9-2）。结果表明 FMBP 能够通过抑制 PE 和 PC 合成和分解通路中代谢
酶的表达，导致其丰度下降，进而阻断 GPL 代谢，使结直肠癌细胞内 ATP
缺乏，从而无法维持结直肠癌细胞的生长。

9.4.3　GPL 代谢在结直肠癌生长中发挥关键作用

近年来研究表明，GPL 代谢在多种恶性肿瘤中表现异常[11]。高增殖癌
细胞通过调控 GPL 代谢促进肿瘤的快速增殖、侵袭和迁移，说明 GPL 代谢

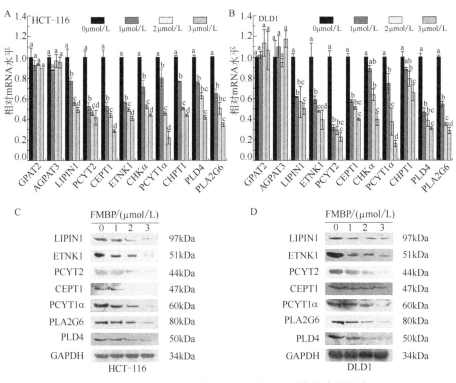

图 9-2　FMBP 对人结直肠癌细胞中 GPL 代谢酶的影响

A 和 B. FMBP 对结直肠癌细胞中 GPAT2、AGPAT3、LIPIN1、ETNK1、PCYT2、CEPT1、

CHPT1、CHKα、PCYT1α、PLA2G6 和 PLD4 表达水平的影响，两列之间的显著差异用不同

字母表示，$p < 0.05$；C 和 D. FMBP 对 HCT-116 和 DLD1 细胞中 LIPIN1、ETNK1、

PCYT2、CEPT1、PCYT1α、PLA2G6 和 PLD4 相对水平的影响

在肿瘤的发生发展中发挥着重要的作用。GPL 代谢的中间物或终产物如磷脂酸（PA）、甘油二酯（DG）、溶血磷脂酸（LPA）、游离脂肪酸等可作为肿瘤生长和增殖过程中所需物质的前体或中间物，参与肿瘤的发生发展[14]。Hoxhaj 等研究发现 GPL 中的磷脂酰肌醇 PIP3 有助于 AKT 定位到质膜上，通过葡萄糖转运体 1/4（GLUT 1/4）促进葡萄糖摄取以维持肿瘤细胞中高水平的葡萄糖代谢[15]；且生物膜中的 GPL 能够通过 AKT 的磷酸化抑制凋亡蛋白的表达，如 BAD、pro-caspase-9 和 FOXO，从而促进肿瘤细胞的存活[15]。Burstyn 等研究发现 GPL 分解代谢过程产生的游离脂肪酸（FFA）和溶血磷脂，不仅为肿瘤的生长和生存提供大量的能量[9,16]，还可作为多种脂质的基本底物，用于合成前列腺素和白三烯等生物活性脂，支持肿瘤细胞的快速生长和增殖[14]。综上所述，GPL 代谢在肿瘤发生发展中扮演着重要的角色，阻断癌细胞中的 GPL 代谢成为治疗癌症的一种具有潜力

的方法。相关研究证明了氯苯甲嗪剂量依赖性抑制 PE 合成途径中的主要调节酶 PCYT2 的表达及活性[17,18]，导致 PE 代谢中断并诱导人 CRC 细胞系 COLO 205 和 HT29 凋亡[18]。Glunde 等研究发现抗炎药吲哚美辛可显著降低 PC，来抑制 CRC 细胞的侵袭和转移行为[19]。Herná 等研究发现半胆碱-3 通过竞争性抑制胆碱激酶影响 GPL 中 PC 的生物合成，并表现出抗有丝分裂活性和抗增殖作用，通过阻断 PC 的产生来抑制肿瘤生长[20]。D-鞘氨醇（D-sphingosine）是 GPL 代谢限速酶 PCYT1α 的抑制剂，能够通过抑制 PCYT1α 的活性阻断 PC 的生物合成。相关研究发现 D-鞘氨醇能够抑制 PCYT1α 的 mRNA 合成、基因转录和蛋白合成，通过抑制 PCYT1α 的活性减少 PC 的生物合成，从而降低 GPL 水平抑制 CRC 细胞的生长和增殖，且神经酰胺对 PCYT1α 表达的抑制也是通过转化为 D-鞘氨醇来介导的[21]。这些研究表明，抑制 GPL 相关代谢酶活性能够显著抑制 CRC 细胞的生长，因此，干预 GPL 代谢途径中的关键酶可作为治疗 CRC 的一种新策略。

为了确定 GPL 代谢在结直肠癌生长中的关键作用，检测了 D-鞘氨醇对结直肠癌细胞活力及 GPL 代谢相关指标的影响。如图 9-3A 所示，D-鞘氨醇显著降低了 HCT-116 和 DLD1 细胞的存活率，且呈剂量依赖性；PCYT1α 的表达及 GPL 代谢相关指标（PC、FFA 和 ATP）的含量也均呈剂量依赖性降低（图 9-3B～图 9-3F）。Gohil 等报道氯苯甲嗪（meclizine）

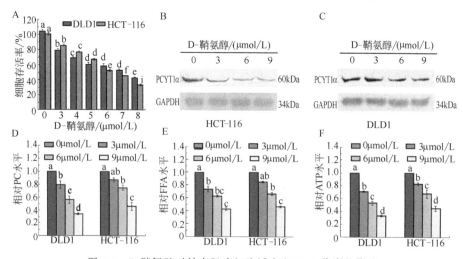

图 9-3　D-鞘氨醇对结直肠癌细胞活力和 GPL 代谢的影响

A. D-鞘氨醇对结直肠癌细胞生长的影响；B 和 C. D-鞘氨醇对结直肠癌细胞中 PCYT1α 水平的影响；D～F. D-鞘氨醇对结直肠癌细胞中 PC、FFA 和 ATP 相对水平的影响

组间不同字母表示显著性差异，$p < 0.05$

作为 PCYT2 的非竞争性抑制剂，能有效抑制 PE 的生物合成[18]。同样地，氯苯甲嗪处理也能够通过降低 PE、FFA 和 ATP 含量来抑制结直肠癌细胞生长（图 9-4）。上述结果表明 GPL 代谢在抑制结直肠癌细胞生长中起着重要作用。

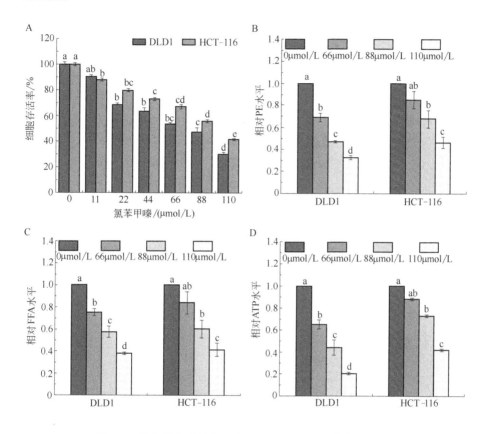

图 9-4　氯苯甲嗪对结直肠癌细胞活力和 GPL 代谢的影响

A. 氯苯甲嗪对结直肠癌细胞活力的影响；B~D. 氯苯甲嗪对结直肠癌细胞中 PE、FFA 和 ATP 相对水平的影响；两列之间的显著差异用不同字母表示，$p < 0.05$

9.5

NAC 能够逆转 FMBP 对 GPL 代谢的抑制效应

第 4 章介绍了 FMBP 能够引起结直肠癌细胞内 ROS 升高进而诱导结直

肠癌细胞增殖抑制效应。线粒体是内源性 ROS 的最大贡献者之一。据估计，线粒体消耗约 1% O_2 用于产生 ROS[22]，因此，线粒体功能对于维持 ROS 的稳态至关重要。相关研究显示，膜磷脂的降解被认为是由 ROS 介导的机制触发的[23]，磷脂层容易受到 ROS 等氧化剂的氧化损伤[24]；炎性环境和 GPL 代谢失调会导致线粒体功能障碍，产生过量 ROS[2,3]。因此，推测 ROS 参与了 FMBP 对 GPL 代谢的调控效应。根据以前的研究发现：FMBP 的抗结直肠癌效应是通过诱导细胞内 ROS 升高来实现的，为了进一步探讨 ROS 是否参与了 FMBP 对 GPL 代谢的重塑效应，用 ROS 抑制剂（NAC）和 FMBP 共处理细胞，检测结直肠癌细胞中 GPL 代谢相关指标及代谢酶的变化。如图 9-5 所示，PE、PC、FFA 和 ATP 在 FMBP 处理组均呈低表达，而 NAC 和 FMBP 共处理后显著恢复了这些 GPL 代谢指标的水平。同样地，在 mRNA 和蛋白质水平，GPL 代谢通路中的限速酶 PCYT1α、PCYT2 和

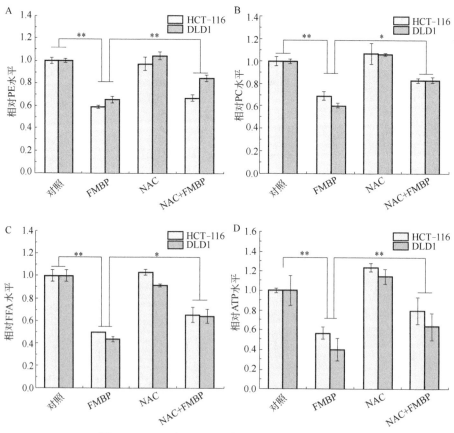

图 9-5　NAC 对 FMBP 抑制 GPL 代谢指标的影响

A~D. NAC 和 FMBP 共处理对结直肠癌细胞中 PE、PC、FFA 和 ATP 含量的影响；* $p < 0.05$，
** $p < 0.01$

PLA2G6 在 FMBP 处理组中呈现低表达，而 NAC 和 FMBP 共处理后其表达水平被显著逆转（图 9-6）。这些结果表明，ROS 介导了 FMBP 对 GPL 代谢的调控效应。

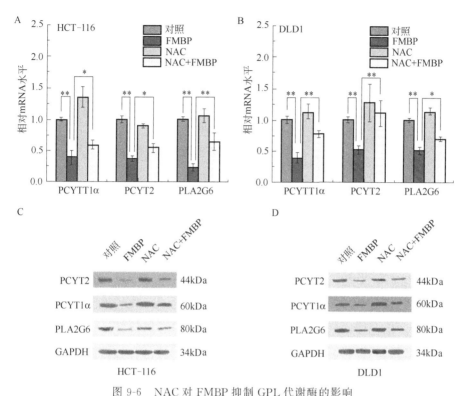

图 9-6　NAC 对 FMBP 抑制 GPL 代谢酶的影响

A 和 B. NAC 和 FMBP 共处理对结直肠癌细胞中 PCYT2、PCYT1α 和 PLA2G6 相对水平的影响，
$^*p<0.05$，$^{**}p<0.01$；C 和 D. NAC 和 FMBP 共处理对结直肠癌细胞中 PCYT2、
PCYT1α 和 PLA2G6 相对水平的影响

9.6

FMBP 通过重塑 GPL 代谢抑制结直肠癌的效应机理

　　FMBP 对结直肠癌代谢的调控效应机制如图 9-7 所示：FMBP 显著抑制 AOM/DSS 诱导的炎性 CAC 小鼠结直肠中瘤块的数量和体积大小，有效抑制了主要炎症因子和肿瘤标志物（IL-1β、TNFα、COX2、Ki67 和 EMR1）

在 CAC 小鼠中的高表达。FMBP 在 AOM/DSS 诱导的小鼠 CAC 模型中具有显著的抗结直肠癌作用，并特别证明了阻断 GPL 代谢在 FMBP 抑制结直肠癌生长中起关键作用。从机制上讲，FMBP 通过诱导结直肠癌细胞内 ROS 升高来抑制 PE 和 PC 生物合成和分解通路中代谢酶的表达水平，降低 PE 和 PC 丰度，进而导致 GPL 代谢受阻，使其下游代谢物 FFA 和能量不足，从而抑制结直肠癌细胞增殖。下一步将继续深入研究，系统阐明 FMBP 诱导 ROS 升高重塑 GPL 代谢抑制结直肠癌生长的分子机制，为 FMBP 进一步开发成新型抗肿瘤药物奠定理论基础。

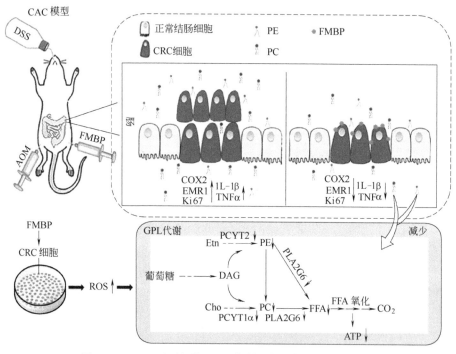

图 9-7　FMBP 通过调控 GPL 代谢抑制结直肠癌的示意图

　　本章结果表明：谷糠过氧化物酶 FMBP 可以通过重塑结直肠癌的 GPL 代谢进而调控结直肠癌的生长，从肿瘤代谢重塑的视角评价了 FMBP 抗结直肠癌的临床应用潜力，并揭示了 GPL 代谢在 FMBP 抗结直肠癌中的重要作用[25]。为了进一步明确 FMBP 抗 CRC 的分子机制，在以后的工作中将会通过转录及蛋白组学技术结合分子生物学手段，确定 FMBP 调控 GPL 代谢通路的上游关键信号分子，阐明该信号分子调控 GPL 代谢的具体分子机制，进一步深入探明 FMBP 调控 GPL 代谢抑制 CRC 生长的分子机制。

参考文献

[1] SHAN S，SHI J，LI Z，et al. Targeted anti-colon cancer activities of a millet bran-derived peroxidase were mediated by elevated ROS generation [J]. Food & Function，2015，6（7）：2331-2338.

[2] JIANG M，NI J，CAO Y，et al. Astragaloside Ⅳ attenuates myocardial ischemia-reperfusion injury from oxidative stress by regulating succinate，lysophospholipid metabolism，and ROS scavenging system [J]. Oxidative medicine and cellular longevity，2019，1-17.

[3] MENDES-FRIAS A，SANTOS-LIMA B，FURTADO D，et al. Dysregulation of glycerophospholipid metabolism during Behet's disease contributes to a pro-inflammatory phenotype of circulating monocytes [J]. Journal of Translational Autoimmunity，2020，3：100056，1-10.

[4] 大介菱川. Discovery of a novel lysophospholipid acyltransferase family essential for membrane asymmetry and diversity [D]. 2009.

[5] CASTRO-GÓMEZ P，GARCIA-SERRANO A，VISIOLI F，et al. Relevance of dietary glycerophospholipids and sphingolipids to human health [J]. Prostaglandins，Leukotrienes and Essential Fatty Acids（PLEFA），2015，101：41-51.

[6] YANG，LI L，BO Z，et al. Lipidome in colorectal cancer [J]. Oncotarget，2016，7（22）：33429.

[7] FHANER C J，LIU S，ZHOU X，et al. Functional group selective derivatization and Gas-Phase fragmentation reactions of plasmalogen glycerophospholipids [J]. Mass Spectrometry，2013，2（Special_Issue）：S0015.

[8] MALDONADO E N，DELGADO I，FURLAND N E，et al. The E2F2 transcription factor sustains hepatic glycerophospholipid homeostasis in mice [J]. Plos One，2014，9（11）：e112620.

[9] HALAMA A，GUERROUAHEN B S，PASQUIER J，et al. Metabolic signatures differentiate ovarian from colon cancer cell lines [J]. Journal of Translational Medicine，2015，13（223）：1-12.

[10] CHEN M，HUANG J. The expanded role of fatty acid metabolism in cancer：new aspects and targets [J]. Precision Clinical Medicine，2019，2（3）：183-191.

[11] CHENG M，BHUJWALLA Z M，KRISTINE G. Targeting phospholipid metabolism in cancer [J]. Frontiers in Oncology，2016，6（266）：1-17.

[12] GUO S，WANG Y，ZHOU D，et al. Significantly increased monounsaturated lipids relative to polyunsaturated lipids in six types of cancer microenvironment are observed by mass spectrometry imaging [J]. Sci Rep，2014，4（5959）：1-9.

[13] GUAN Y，CHEN X，WU M，et al. The phosphatidylethanolamine biosynthesis

pathway provides a new target for cancer chemotherapy [J]. Journal of Hepatology, 2019, 72 (4): 746-760.

[14] BURSTYN-COHEN T, MAIMON A. TAM receptors, phosphatidylserine, inflammation, and cancer [J]. Cell Communication and Signaling, 2019, 17 (1): 156.

[15] HOXHAJ G, MANNING B D. The PI3K-AKT network at the interface of oncogenic signalling and cancer metabolism [J]. Nature Reviews Cancer, 2020, 20 (2): 74-88.

[16] Dolce V, Cappello A R, Lappano R, et al. Glycerophospholipid synthesis as a novel drug target against cancer. Current Molecular Pharmacology, 2011, 4 (3): 167-175.

[17] LIN J C, HO Y S, LEE J J, et al. Induction of apoptosis and cell-cycle arrest in human colon cancer cells by meclizine [J]. Food & Chemical Toxicology, 2007, 45 (6): 935-944.

[18] GOHIL V M, ZHU L, BAKER C D, et al. Meclizine inhibits mitochondrial respiration through direct targeting of cytosolic phosphoethanolamine metabolism [J]. Journal of Biological Chemistry, 2013, 288 (49): 35387-35395.

[19] GLUNDE K, ACKERSTAFF E, MORI N, et al. Choline phospholipid metabolism in cancer: consequences for molecular pharmaceutical interventions [J]. Mol Pharm, 2006, 3 (5): 496-506.

[20] HERNÁ NDEZ-ALCOCEBA R, SANIGER L, CAMPOS J, et al. Choline kinase inhibitors as a novel approach for antiproliferative drug design [J]. Oncogene, 1997, 15 (19): 2289-2301.

[21] RYAN A, FISHER K, THOMAS C, et al. Transcriptional repression of the CTP: phosphocholine cytidylyltransferase gene by sphingosine [J]. Biochemical Journal, 2004, 382 (2): 741-750.

[22] QUINLAN C L, TREBERG J R, PEREVOSHCHIKOVA I V, et al. Native rates of superoxide production from multiple sites in isolated mitochondria measured using endogenous reporters [J]. Free Radical Biology & Medicine, 2012, 53 (9): 1807-1817.

[23] LEWÉ N A, HILLERED L. Involvement of reactive oxygen species in membrane phospholipid breakdown and energy perturbation after traumatic brain injury in the rat [J]. J Neurotrauma, 1998, 15 (7): 521-530.

[24] NORRIS S E, MITCHELL T W, ELSE P L. Phospholipid peroxidation: lack of effect of fatty acid pairing [J]. Lipids, 2012, 47 (5): 451-460.

[25] SHAN S, WU C, SHI J, et al. Inhibitory effects of peroxidase from foxtail millet bran on colitis-associated colorectal carcinogenesis by the blockade of glycerophospholipid metabolism [J]. Journal of agricultural and food chemistry, 2020, 68 (31): 8295-8307.

FMBP 抗结直肠癌效应的分子靶点研究

恶性肿瘤是威胁人类健康的重大疾病之一，近年来的发病率呈上升趋势，严重威胁人类的生命。结直肠癌（CRC）作为世界上最常见的消化道恶性肿瘤，近年来的发病率一直居高不下，是全球癌症相关死亡的主要因素之一[1]。目前，CRC 的治疗多采用肿瘤切除、化疗和放疗，但由于其非癌细胞特异性的作用模式，导致肿瘤内药物浓度不足，不良反应严重，从而产生耐药肿瘤细胞，最终使其治疗效果有限，近年来随着新型靶向治疗药物的研发，干扰肿瘤特异性靶点的分子靶向治疗已成为一种新兴的治疗方法，因此，筛选靶向肿瘤细胞特异性靶点的药物是治疗癌症的重要手段，寻找高效无毒的靶向抗结直肠癌药物成为近年来肿瘤治疗的热点。

根据以前的研究可知，谷糠过氧化物酶 FMBP 在体内外均具有良好的靶向抗结直肠癌活性，并对正常结肠细胞、裸鼠及小鼠的生长无影响[2,3]，这表明 FMBP 具有靶向抗 CRC 效应的临床应用潜力，但其抗 CRC 活性的分子靶点尚不清楚。因此，本章将通过分子靶标鉴定技术和多种分子生物学手段鉴定 FMBP 抗 CRC 效应的分子靶点以阐明其分子机制，对其未来发展为有前景的抗 CRC 靶向药物提供理论依据。

10. 1
FMBP 抗结直肠癌分子靶点的鉴定方法

10. 1. 1　FMBP 生物素化标记方法

放置 1mg FMBP 于超滤管中，并加入相应体积 labeling buffer 至总体积为 0.5mL，12000g 离心 10min，然后将适量的 NH_2-reactive biotin 加入

滤管中，轻轻吹匀。37℃避光孵育 30min，12000g 离心 10min，用 labeling buffer 洗涤 2 次。将超滤管倒置于新的 EP 管中，6000g 离心 10min。收集生物素标记的 FMBP 溶液，即 Bio-FMBP，使用前 4℃保存。

10.1.2　检测 FMBP 在细胞膜定位的方法

用胰蛋白酶消化培养好的 HT-29 细胞，然后以 $5×10^3$ 个细胞/孔的密度接种于 24 孔细胞培养板中过夜培养，用 $3\mu mol/L$ Bio-FMBP 处理细胞 4h 后，PBS 洗两遍，再与 1.5mmol/L 的 DTSSP 于 37℃孵育 30min，再用终浓度为 20mmol/L 的 Tris（pH7.5）解交联，之后 PE（1：1000）染色 15min，PBST 洗 3 遍，4%多聚甲醛 PBS 固定细胞 30min，然后用 10%胎牛血清封闭 1h，鬼笔环肽或 GRP78 一抗和相应的荧光二抗孵育。细胞核使用 DAPI 染色。PBST 洗涤 3 次后，封片，用 Delta Vision 显微镜分析。

10.1.3　FMBP 抗结直肠癌分子靶点的垂钓方法

（1）细胞膜蛋白的提取　将培养好的 DLD1 细胞弃去培养液，用预冷 PBS 洗三次，然后加入 $1000\mu L$ 预冷的溶液 A〔使用前每 1mL 溶液 A 加入 $1\mu L$ DTT（二硫苏糖醇），$10\mu L$ PMSF，$1\mu L$ 蛋白酶抑制剂，$5\mu L$ 磷酸酶抑制剂〕，超声破碎细胞，然后涡旋振荡 10s，置于冰上静置 20min，期间取出振荡 5 次，再于 4℃、12000r/min 离心 10min，沉淀用 $250\mu L$ 溶液 A 清洗两次，然后加入 $500\mu L$ 预冷的溶液 B（使用前每 1mL 溶液 B 加入 $1\mu L$ DTT，$10\mu L$ PMSF，$1\mu L$ 蛋白酶抑制剂，$5\mu L$ 磷酸酶抑制剂）涡旋振荡 10s，置于冰上静置 10min，期间取出振荡 2 次，再于 4℃、12000r/min 离心 10min，沉淀用 $250\mu L$ 溶液 A 清洗两次，然后加入 $500\mu L$ 预冷的溶液 C（使用前每 1mL 溶液 C 加入 $1\mu L$ DTT，$10\mu L$ PMSF，$1\mu L$ 蛋白酶抑制剂，$5\mu L$ 磷酸酶抑制剂）涡旋振荡 10s，超声破碎 10s，再置于摇床中水浴 10min，期间取出振荡 3 次，4℃、12000r/min 离心 10min，取上清即为膜蛋白（MPs）。

（2）pull down 技术　将适量 Bio-FMBP 和 PBS 分别与 avidin-琼脂糖珠（Pierce，Rockford，IL，USA）在 4℃下孵育 2h 后，用 PBS 洗涤 3 次，在 4℃保存备用；随后将上述膜蛋白提取液均分为两份，分别与和 avidin-琼脂糖珠孵育过的 Bio-FMBP 和 PBS 等摩尔质量孵育 6h，PBS 洗涤 3 次后沉淀用适量 SDS-PAGE loading buffer（上样缓冲液）振荡混匀，煮 10min 制成蛋白样。蛋白样使用 10％ SDS-聚丙烯酰胺凝胶进行分离，然后根据银染说明书进行银染。然后，从 SDS-聚丙烯酰胺凝胶上剪下与对照组不同的条带，通过 MOLDI-TOF-TOF 质谱结合 uniprot_homo 数据库来鉴定蛋白质。

10.1.4　FMBP 抗结直肠癌分子靶点的验证方法

（1）细胞热转移实验（CETSA）　取培养好的 HCT-116 细胞（四大皿），用细胞刮子将细胞刮下来收集，然后用预冷 PBS 洗三次，以细胞裂解液：PMSF＝100：1 的比例加入 $200\mu L$ 两者的混合液，吹散细胞后置于冰上裂解 30min，13000r/min 离心 15min，收集上清，平均分为两份，一份加入 $20\mu mol/L$ FMBP，另一份加入等体积 PBS，于 4℃ 孵育 1h，将孵育好的混合液每管 $20\mu L$，分别在不同温度下（45℃、50℃、55℃、60℃、65℃、70℃、75℃、80℃）加热 3min，室温冷却 3min，13000r/min 离心 15min，取上清，加入 $5\times$loading buffer 煮 10min，然后进行 Western blot 分析。

（2）竞争性结合实验　收集培养好的 HCT-116 细胞（四大皿），按照 10.1.3 的方法提取膜蛋白（MPs），获得 MPs。加入不同浓度的 FMBP（$0\mu mol/L$、$20\mu mol/L$、$40\mu mol/L$、$60\mu mol/L$）孵育 4h，然后再与 Bio-FMBP 结合亲和素-琼脂糖珠过夜共孵育。用预冷 PBS 洗三遍，将沉淀与 $5\times$ loading buffer 混合，煮沸 10min，然后用 SDS-PAGE 检测相应蛋白变化。

（3）MTT 法检测细胞存活率　将细胞（FHC、LS174-T、HT29、DLD1、HCT-116）接种于 96 孔细胞培养板（6×10^3 个细胞/孔）置于 37℃、5％ CO_2 培养箱中过夜培养，然后用不同浓度的 FMBP（$0\mu mol/L$、$1\mu mol/L$、$2\mu mol/L$、$3\mu mol/L$、$4\mu mol/L$、$5\mu mol/L$）处理细胞 48h，每孔加入 $20\mu L$ MTT（5mg/mL）于 37℃、5％ CO_2 培养箱中孵育 4h，去除上清液，加入 $150\mu L$ DMSO 振荡混匀后，于 570nm 处检测吸光值。

$$细胞存活率(\%)=\frac{处理吸光值}{对照吸光值}\times100\%$$

（4）Western blot 分析

① 细胞总蛋白提取　处理后的细胞用预冷 PBS 洗 3 次，弃净上清，加入适量细胞裂解工作液（WBIP：PMSF＝100：1），冰上裂解 30min，4℃、13000r/min 离心 15min，上清即为细胞总蛋白提取液。

② 细胞膜蛋白的提取　收集培养好的细胞（FHC、LS174-T、HT29、DLD1、HCT-116），按照 10.1.3 的方法提取膜蛋白。

Western blot 实验按照 3.1.2 中描述的方法进行具体操作。GRP78 抗体购自武汉三鹰生物科技公司；GAPDH 抗体购自 Boster 生物技术有限公司。

（5）抗体封堵对 FMBP 抗结直肠癌效应的影响

① 细胞培养与处理　DLD1 细胞被培养于 1640 培养基中，LS174-T 细胞被培养于 DMEM 培养基中，待细胞贴壁长满，PBS 洗两遍，胰酶消化至细胞为单个细胞，然后用含血清的培养基终止消化，1100r/min 离心 5min，弃上清，将沉淀用培养基吹散，传到新的培养瓶或者根据后续实验要求培养。

② 细胞克隆形成实验　DLD1 细胞首先用胰蛋白酶消化，然后以 5×10^3 个/孔的密度接种于新的 24 孔细胞培养板中培养 24h，然后用 $2\mu g/mL$ 的 GRP78 抗体（购自圣克鲁斯生物技术有限公司）预处理细胞 2h 后，加入 $3\mu mol/L$ 的 FMBP 处理细胞一周。用预冷甲醇室温固定细胞集落 30min，用 0.1% 结晶紫染色 15min 后烘干，在体视显微镜下观察并拍照，最后用 $150\mu L$ 的 1% SDS 振荡溶解，于 570nm 处测吸光值。

③ 流式细胞仪检测抗体封堵后细胞凋亡情况　用 Annexin V-FITC/PI 染色法分析抗体封堵后 FMBP 诱导的细胞凋亡情况。将 DLD1 细胞接种于 60mm 的培养皿中培养 24h，然后用 $2\mu g/mL$ 的 GRP78 抗体预处理细胞 2h 后，加入 $3\mu mol/L$ 的 FMBP 处理细胞 48h。然后收集细胞，根据说明书用 Annexin V 避光染色 30min，在室温下用 PI 染色 5min 后用流式细胞仪检测细胞凋亡情况。

④ 流式细胞仪检测抗体封堵后细胞内 ROS 水平　加入 $3\mu mol/L$ 的 FMBP 处理 DLD1 细胞，在 37℃ 的 5% CO_2 增湿环境中加阳性对照（$50\mu g/\mu L$）染色 30min 后，PBS 洗三遍，用 $10\mu mol/L$ DCFH-DA 探针避光孵育 20min，然后 1100r/min 离心 5min，用 PBS 缓冲液洗涤两次后，流式细胞仪检测荧光强度。

（6）过表达 GRP78 对 FMBP 抗结直肠癌效应的影响

① MTT 法检测细胞存活率　将培养好的 LS174-T 细胞接种于 96 孔板中培养 24h，然后用质粒 GFP、GFP-GRP78 转染 24h 后，加入 $3\mu mol/L$ 的 FMBP 处理细胞 48h，进行 MTT 处理及吸光值检测。

② 流式细胞仪检测细胞凋亡　将培养好的 LS174-T 细胞接种于 60mm 的培养皿中培养 24h，用 $3\mu mol/L$ 的 FMBP 处理细胞 48h，然后用 Annexin V-APC/7AAD 试剂盒（购自凯杰有限公司）进行染色，上机检测并分析结果。

③ 流式细胞仪检测细胞内 ROS 水平　将培养好的 LS174-T 细胞接种于 60mm 的培养皿中培养 24h，用 $3\mu mol/L$ 的 FMBP 处理细胞 48h 后染色，流式细胞仪检测荧光。

（7）过表达 GRP78 截短体对 FMBP 抗结直肠癌效应的影响

① MTT 法检测细胞存活率　将培养好的 LS174-T 细胞接种于 96 孔板中培养 24h，然后用质粒 GFP、GFP-GRP78-N500 转染 24h 后，加入 $3\mu mol/L$ 的 FMBP 处理细胞 48h，进行 MTT 处理及吸光值检测。

② 流式细胞仪检测细胞凋亡　将培养好的 LS174-T 细胞接种于 60mm 的培养皿中培养 24h，用 $3\mu mol/L$ 的 FMBP 处理细胞 48h，然后用 Annexin V-APC/7AAD 试剂盒（购自凯杰有限公司）进行染色，上机检测并分析结果。

③ 流式细胞仪检测细胞内 ROS 水平　将培养好的 LS174-T 细胞接种于 60mm 的培养皿中培养 24h，用 $3\mu mol/L$ 的 FMBP 处理细胞 48h 后染色，流式细胞仪检测荧光。

10.2
FMBP 结合 csGRP78 调控下游信号通路的分析方法

收集培养好的 DLD1 细胞，按照 10.1.3（1）中膜蛋白的提取方法提取膜蛋白，用 BCA 法测蛋白浓度后，取两个 1.5mL EP 管，在每个 EP 管中加入 $600\mu g$ 膜蛋白，用细胞裂解液补齐到 $800\mu L$，然后分别加入 $1\mu g$ 的一抗（实验组）和同种属相同物质的量的 IgG（对照组），4℃ 旋转过夜孵育，然后再加入 $50\mu L$ 细胞裂解液洗过的 Protein A/G 琼脂糖珠（购自圣克鲁斯生物技术有限公司），4℃ 旋转孵育 2h，孵育结束后，4℃、500g 离心 5min，弃上清，沉淀中缓慢加入适量 PBS 缓冲液，轻柔颠倒数次再次离心，重复三次以洗去未结合蛋白。然后在沉淀中加入 $50\mu L$ $2\times$SDS-PAGE 上样缓冲液，于 100℃ 金属浴中孵育 10min，期间涡旋振荡数次，4℃，13000g 离心 10min，取上清用于 SDS-PAGE 电泳，后续 Western blot 实验详见 3.1.2。

注：STAT3 抗体购自上海生工生物技术有限公司；p-STAT3 抗体购自 Abcam 生物技术有限公司。

10.3

体内验证 csGRP78 是 FMBP 抗结直肠癌分子靶点的测定方法

10.3.1 稳定过表达 GRP78-N500 的 LS174-T 细胞株的构建方法

将培养好的 HEK-293T 细胞以 6×10^6 个/皿接种于 10cm 的培养皿中，置于 37℃、5% CO_2 的细胞培养箱中培养，待细胞含量生长至 85% 时，将培养基更换为不含抗生素的新鲜培养基，$10\mu g$ psPAX2，$5\mu g$ PMD2G 和 $15\mu g$ 的质粒（GFP 或 GFP-GRP78-N500）混合后加入到氯化钙溶液中混匀，然后将 DNA-氯化钙溶液加入到 BBS 溶液中，室温孵育 15min 后，将 DNA-氯化钙-BBS 混合物均匀加入培养皿中，置于 37℃、5% 的二氧化碳培养箱中培养，待培养基变黄后收集培养基，将收集到的培养基于 4℃，1300g 离心 10min，弃去沉淀，上清为病毒液，在生长状态良好的 LS174-T 细胞中加入终浓度为 $8\mu g/mL$ 的 polybrene，再加入适量的病毒液，再次混匀，过夜培养后更换新鲜培养基，加入终浓度为 $2\mu g/mL$ 的 puro 筛选稳定株细胞，当细胞能在终浓度为 $2\mu g/mL$ 的 puro 中稳定生存时，表明稳定株细胞筛选成功。

注：polybrene、puro、磷酸钙转染试剂盒购自碧云天生物技术有限公司。

10.3.2 裸鼠结直肠癌细胞皮下成瘤模型的建立及干预的方法

将对数生长期的稳定株细胞 LS174-T$^{GFP/GFP-GRP78-N500}$ 用 0.25% 的胰酶消化，待细胞在显微镜下观察形态明显变化时，终止消化，用 PBS 将细胞悬浮，将细胞密度调整至 1×10^7 个细胞/$200\mu L$，然后采用皮下成瘤的方法，将 $200\mu L$ 用 PBS 缓冲液悬浮的 LS174-T$^{GFP/GFP-GRP78-N500}$ 细胞注射到每只裸鼠的左腋下，一周后观察成瘤情况。

40 只 BALB/C 雌性裸鼠购自中国科学院动物研究所，鼠龄 5 周，体重在 20g 左右，裸鼠被饲养于中国辐射防护研究院的 SPF 级动物培养室中。待裸鼠肿瘤体积长至约 100mm³ 时，将裸鼠随机分为 4 组，每组 10 只：GFP 组、GFP＋FMBP 组、GFP-GRP78-N500 组、GFP-GRP78-N500＋FMBP 组，FMBP 组采用腹腔注射给药法进行给药，按照 100mg（FMBP）/kg 裸鼠的剂量每隔两天给药 1 次，对照 PBS 组注射同等体积的 PBS，共给药 7 次，每次给药时，测量每只裸鼠的体重和对应肿瘤的直径，并做好记录。当 7 次给药结束后，裸鼠被处死，剥离皮下肿瘤组织，称重，并置于－80℃冰箱保存备用。

10.4

csGRP78 是 FMBP 抗结直肠癌效应的分子靶点

10.4.1 垂钓 FMBP 抗结直肠癌效应的分子靶点

已有研究表明，在肿瘤细胞中高表达，而在正常细胞中不表达的细胞表面受体，在癌症靶向治疗和诊断中扮演很重要的角色[4,5]。为了筛选 FMBP 发挥抗 CRC 效应的分子靶点，提取了 DLD1 细胞的膜蛋白，用 pull down 实验筛选了与 FMBP 存在相互作用的膜蛋白，如图 10-1A 银染结果显示，Bio-FMBP 处理组与对照组相比，在 70～90kDa 之间有一条明显的差异条带，经 MOLDI-TOF-TOF 质谱检测如图 10-1B、图 10-1D 结果显示，差异条带被鉴定为 csGRP78，因此推测，FMBP 与 GRP78 可能存在相互作用，为了验证这一猜测，进一步将纯化的 FMBP 与体外重组的 GRP78 通过 ForteBio Octet 生物薄膜干涉技术检测二者的直接相互作用，如图 10-1C 结果显示，FMBP 与 GRP78 的结合常数为 1.024×10^{-7}，属于中等程度的结合，说明 FMBP 与 GRP78 存在直接相互作用。国内外研究已经表明：csGRP78 异常定位于许多肿瘤细胞的表面，如结直肠癌、前列腺癌、乳腺癌等，从而促进肿瘤的发生发展，并已作为肿瘤生物标志物[6~8]。课题组之前的研究表明：异常定位于 CRC 细胞表面的 csGRP78 会与 CRC 的发生发展呈正相关[9]，可以作为 CRC 治疗的分子靶点。

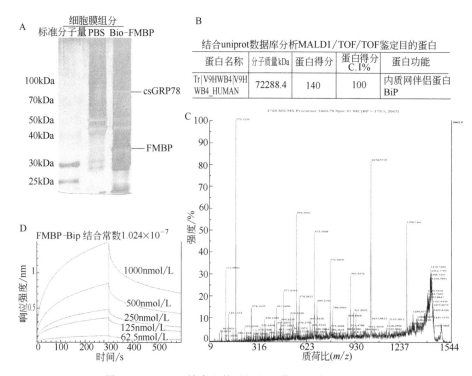

图 10-1　FMBP 结合的特异性相互作用蛋白 csGRP78

A. pull-down 技术鉴定 FMBP 与细胞膜相互作用的蛋白；B 和 D. 质谱鉴定 FMBP 抗 CRC 的
靶点为 csGRP78；C. 生物膜光干涉技术分析 FMBP 与体外重组 GRP78 的相互作用

10.4.2　FMBP 与结直肠癌细胞膜上 csGRP78 的相互作用

细胞热移分析（CETSA）是利用药物和靶蛋白结合时热稳定性有所提高的特征，来监测细胞和组织样本中药物与靶蛋白的结合亲和力。研究表明，一些化合物可以通过形成配体-蛋白复合物扰乱蛋白质功能，增加蛋白质稳定性[10,11]。因此，通过 CETSA 实验研究 csGRP78 与 FMBP 结合是否能增加其在 HCT-116 细胞中的稳定性。图 10-2A 和图 10-2B 结果显示，随着温度的升高，FMBP 处理组 csGRP78 的表达水平没有显著变化，而 PBS 对照组 csGRP78 的表达水平显著降低，说明 FMBP 有效地阻止了 csGRP78 蛋白的降解，并且具有温度依赖性。FMBP 诱导 csGRP78在 HCT-116 细胞中的稳定性增强间接说明了 FMBP 和 csGRP78 在细胞内发生了结合。随后，通过竞争性抑制实验进一步验证了 FMBP 与 csGRP78 在体内的相互作用。如图 10-2C 和图 10-2D 所示，随着 FMBP 浓度的升高，FMBP 磁珠上结合的 csGRP78 逐渐减少，而上清中结合的 csGRP78 逐渐增加，说明 FMBP 通过竞争性结合有效阻断了 csGRP78 与 Bio-FMBP 珠的结合。这些结果表明 FMBP 与 csGRP78 在结直肠癌细胞中存在相互作用。

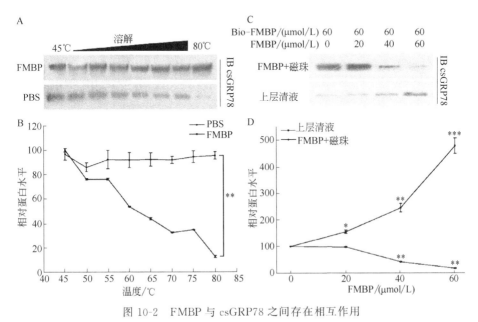

图 10-2　FMBP 与 csGRP78 之间存在相互作用

A 和 B. 细胞热转移实验（CETSA）检测 FMBP 对 HCT-116 细胞中 csGRP78 热稳定性的影响
（$n=3$）；C 和 D. 竞争性结合实验检测 FMBP 与 csGRP78 之间的相互作用

10.4.3　FMBP 的抗结直肠癌活性与 csGRP78 在癌细胞表面的表达呈正相关

为了确定 FMBP 的抗结直肠癌效应是否与 csGRP78 在细胞膜表面的表达水平有关，对不同 CRC 细胞系膜表面的 GRP78 进行 Western blot 检测。如图 10-3A 所示，csGRP78 在 DLD1 细胞中表达量最高，其次是 HT29、HCT-116 和 LS174-T 细胞，在 FHC 细胞中表达量最低。为了检测 FMBP 的抗 CRC 效应是否与 csGRP78 在细胞膜表面的表达量有关，通过 MTT 法检测了不同浓度 FMBP 处理 DLD1、HT29、HCT-116、LS174-T 和 FHC 细胞株后的细胞存活率，如图 10-3B 所示，高表达 csGRP78 的 DLD1、

HCT-116 和 HT29 细胞其存活率比低表达 csGRP78 的 LS174-T、FHC 细胞低，这表明在不同 CRC 细胞中，FMBP 的抗结直肠癌效应与其膜表面 cs-GRP78 的表达量呈正相关。

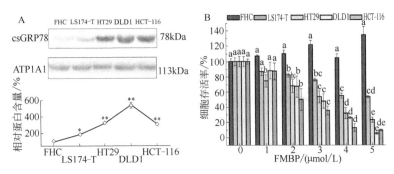

图 10-3　FMBP 的抗 CRC 效应与 csGRP78 的表达量呈正相关

A. Western blot 检测 csGRP78 在 FHC、LS174-T、HT29、DLD1、HCT-116 细胞系中的
表达情况；B. MTT 法检测 FMBP 对 FHC、LS174-T、HT29、DLD1 及 HCT-116 细胞
增殖的影响；数据用平均值±SEM 表示（$n=3$），两列间显著性差异
用不同字母表示，$p < 0.05$

10.4.4　抗体封堵 csGRP78 削弱了 FMBP 的抗结直肠癌效应

为了进一步验证 FMBP 与 csGRP78 的相互作用，并证实 csGRP78 在 FMBP 抗 CRC 活性中的关键作用，之后检测了抗体封堵 csGRP78 后，FMBP 对 CRC 细胞存活率、细胞克隆能力、细胞凋亡及 ROS 水平的影响。如图 10-4A～图 10-4C 结果显示，用 GRP78 抗体阻断 csGRP78，显著减弱了 FMBP 对细胞增殖和集落能力的抑制作用；如图 10-4D 和图 10-4E 所示，抗体封堵 csGRP78 前后，FMBP 诱导的凋亡率从 25.81% 减少到 14.01%；以前的研究表明 FMBP 是通过诱导细胞内活性氧（ROS）的积累从而抑制 CRC 细胞的增殖[12]，因此，我们通过流式细胞仪检测抗体封堵 csGRP78 后，FMBP 对细胞内 ROS 水平的影响，如图 10-4F 和图 10-4G 结果显示，与 FMBP 处理组相比，anti-GRP78 抗体和 FMBP 共处理组的细胞内 ROS 水平显著下降。这些结果表明，抗体封堵 CRC 细胞中的 csGRP78 能够明显减弱 FMBP 的抗 CRC 活性，说明 csGRP78 对 FMBP 的抗 CRC 效应是至关重要的。

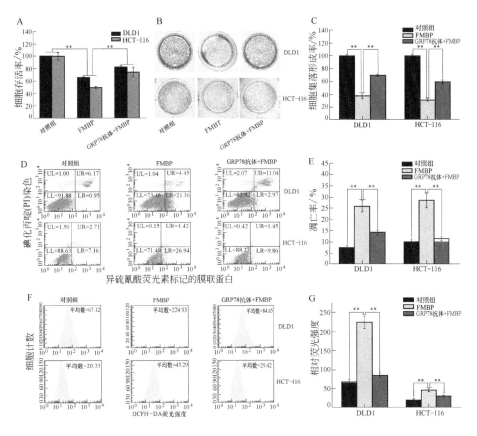

图 10-4　抗体封堵 csGRP78 对 FMBP 抗 CRC 效应的影响

A. MTT 法检测抗体封堵 csGRP78 对 FMBP 抑制 DLD1 和 HCT-116 细胞存活率的影响；
B 和 C. 抗体封堵 csGRP78 对 FMBP 抑制细胞克隆形成能力的影响；D 和 E. 流式
细胞仪检测抗体封堵 cs GRP78 对 FMBP 诱导的细胞凋亡的影响；F 和 G.
流式细胞仪检测抗体封堵 csGRP78 对 FMBP 诱导的 ROS 水平的
影响；** $p < 0.01$，与 FMBP 治疗组比较

10.4.5　过表达 GRP78 促进了 FMBP 的抗结直肠癌效应

　　研究表明，GRP78 过表达可以激活 GRP78 从内质网到质膜的再定位[13]。为了进一步阐明 CRC 细胞中 csGRP78 水平与 FMBP 抗 CRC 效应的关系，过表达 GRP78 的 LS174-T 细胞经 FMBP 处理后检测其对细胞存活率、凋亡率以及 ROS 水平的影响。如图 10-5A 所示，GRP78 在

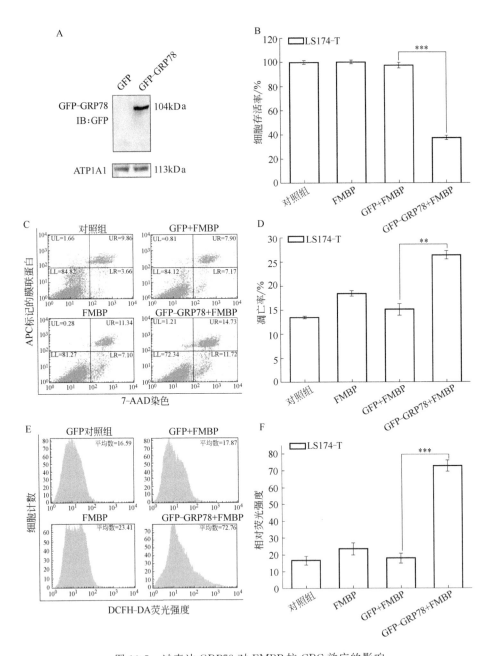

图 10-5 过表达 GRP78 对 FMBP 抗 CRC 效应的影响

A. Western blot 检测转染 GFP 或 GFP-GRP78 的 LS174-T 细胞中 GRP78 的表达；B. FMBP 对过表达 GRP78 的 LS174-T 细胞存活率的影响；C 和 D. 流式细胞仪分析 FMBP 对过表达 GRP78 的 LS174-T 细胞凋亡的影响；E 和 F. 流式细胞仪检测 FMBP 对过表达 GRP78 的 LS174-T 细胞中 ROS 水平的影响；$**\ p < 0.01$，$***\ p < 0.001$，与 GFP+FMBP 组比较

LS174-T 细胞中被成功过表达；图 10-5B~图 10-5F 结果显示，与对照 FMBP 处理组相比，过表达 GRP78 的 FMBP 处理组细胞存活率极显著地降低（图 10-5B），且细胞凋亡率从 15.07% 增加到 26.45%（图 10-5C 和图 10-5D），ROS 水平也极显著地增加（图 10-5E 和图 10-5F）。这些结果表明 FMBP 的抗 CRC 效应与 CRC 细胞中 csGRP78 的表达水平有关。

10.4.6 FMBP 结合 GRP78 的核苷酸结合域发挥靶向抗 CRC 效应

研究表明，特异性干预 GRP78 的 ATP 催化酶活性结构域可以有效地使 GRP78 在癌症中的作用丧失，ATP 酶的催化活性是 GRP78 发挥抗凋亡功能所必需的[14]。大量研究显示，ATP 与 GRP78 的核苷酸结合域（NBD）结合可诱导其 SBD 构象发生改变，从而触发 GRP78 的抗凋亡活性[15,16]，表明 GRP78 的 ATP 酶催化活性是其抗凋亡功能所必需的。研究显示：一些化合物可以通过直接与 GRP78-NBD 结合来抑制 ATP 酶活性，从而增加对癌细胞的化疗敏感性，如 EGCG、厚朴酚和阿司匹林等[17~19]。研究表明，GRP78 由两个结构域构成：核苷酸结合域（NBD）和底物结合结构域（SBD），其中 NBD 负责捕捉和水解 ATP[20,21]。因此，为了研究 FMBP 是否干扰了 GRP78 的抗凋亡功能，构建了 GRP78 的核苷酸结合域 NBD 和转位结构域（GRP78-N500）的截短体（图 10-6A）。随后在 LS174-T 细胞中过表达 GRP78-N500，FMBP 处理后检测其对细胞存活率、细胞凋亡以及 ROS 水平的影响。图 10-6B 结果显示，GRP78-N500 截短体在 LS174-T 细胞中被成功过表达；有趣的是，图 10-6C~图 10-6G 结果显示，与对照 FMBP 处理组相比，在过表达 GRP78-N500 的 LS174-T 细胞中，LS174-T 细胞对 FMBP 的敏感性明显增加，其细胞存活率极显著降低（图 10-6C），细胞凋亡率从 12.28% 升高到 27.96%（图 10-6D 和图 10-6E），同时在过表达 GRP78-N500 的 LS174-T 细胞中 FMBP 诱导的 ROS 水平极显著增加（图 10-6F 和图 10-6G）。这些结果表明 FMBP 是通过直接结合 csGRP78 的 NBD 干扰了 csGRP78 的抗凋亡活性从而发挥靶向抗结直肠癌作用。

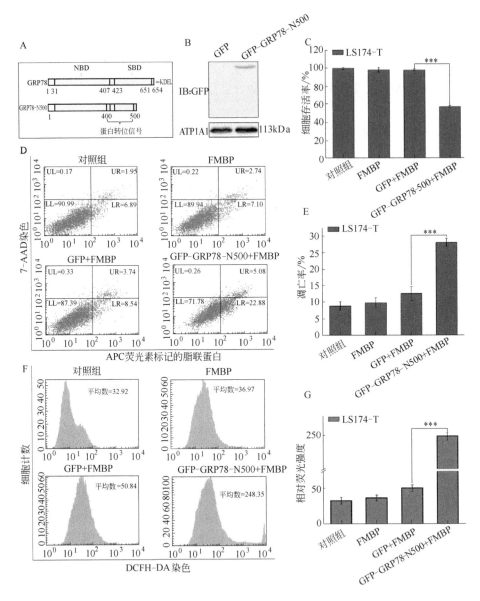

图 10-6　FMBP 与 csGRP78 的 NBD 结合发挥抗 CRC 作用

A. 人类 GRP78 功能结构域及其氨基酸长度示意图；B. Western blot 检测过表达 GRP78-N500 的
LS174-T 细胞中 GRP78-N500 的表达水平；C. MTT 法检测 FMBP 处理对过表达 GRP78-N500
的 LS174-T 细胞生长的影响；D 和 E. 流式细胞仪分析 FMBP 对过表达 GRP78-N500 的 LS174-T
细胞凋亡的影响；F 和 G. 流式细胞仪分析 FMBP 对过表达 GRP78-N500 的 LS174-T
细胞中 ROS 水平的影响；** $p<0.01$，*** $p<0.001$，与 GFP＋FMBP 组比较

10.5

FMBP 通过结合结直肠癌细胞膜表面的 csGRP78 抑制 STAT3 的磷酸化

相关研究显示：csGRP78 作为肿瘤细胞表面受体，可与多种信号分子相互作用，触发 STAT3、RAS/MAPK 和 PI3-kinase/Akt/mTOR 下游信号级联，促进细胞增殖和存活[21,22]。因此，推测 FMBP 与 csGRP78-NBD 结合可能阻断与凋亡相关的下游信号通路，从而干扰其抗凋亡功能，诱导 CRC 细胞凋亡。以前的研究发现，FMBP 诱导细胞内 ROS 的积累，抑制 STAT3 的激活，从而抑制 CRC 细胞的增殖[12,23]。有研究表明，GRP78 激活 STAT3 信号通路参与了多种肿瘤的发生和发展，如乳腺癌、宫颈癌和结直肠癌[23~25]。目前的结果显示，在 CRC 细胞中 csGRP78 的表达水平与 STAT3 和 p-STAT3 的表达水平呈正相关（图 10-7F）。有趣的是，抗体封堵 csGRP78 后 FMBP 对 DLD1 细胞中 p-STAT3 和 STAT3 的抑制作用被显著逆转，而在过表达 GRP78 和 GRP78-N500 截短体的 LS174-T 细胞中表现出相反的趋势（图 10-7C～图 10-7F）。因此，推测 STAT3 作为 csGRP78 的下游效应因子，可能参与了 FMBP 的抗 CRC 效应。随后，Co-IP 实验发现 STAT3 与 csGRP78 存在免疫共沉淀反应（图 10-7B），这表明在 CRC 细胞中 csGRP78 与 STAT3 存在相互作用，而 STAT3 定位于细胞质[26]；csGRP78 没有经典的跨膜结构域[27]，它作为外周蛋白绑定到癌细胞质膜上其他蛋白质发挥作用，因此推测，在 CRC 细胞中 csGRP78 可能通过招募 STAT3 和其他跨膜蛋白形成一个复合体来激活 STAT3 磷酸化，而 FMBP 会干扰这一过程从而抑制 STAT3 的激活。有研究表明，肿瘤细胞中的 STAT3 和 ROS 相互调控，形成一个循环来维持肿瘤细胞的稳态[28,29]。结果显示 STAT3 激活剂（Garcinone D）和 FMBP 共处理 CRC 细胞，细胞中的 ROS 水平显著降低，细胞存活率显著增加（图 10-7G～图 10-7J），表明 STAT3 通过介导 FMBP 与 csGRP78-NBD 结构域的结合从而诱导细胞内 ROS 水平升高发挥抗 CRC 效应。

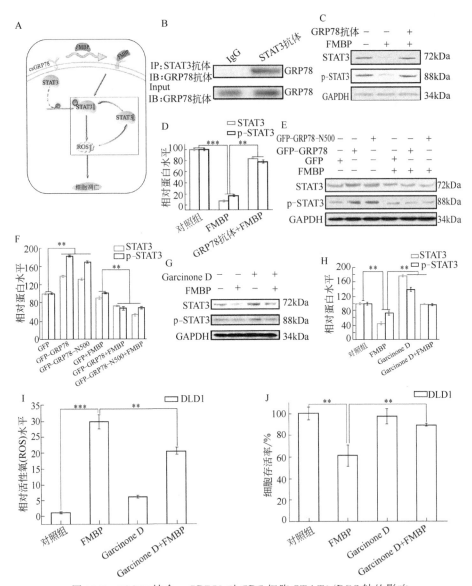

图 10-7　FMBP 结合 csGRP78 对 CRC 细胞 STAT3/ROS 轴的影响

A. FMBP 抗 CRC 的分子靶点及其信号通路示意图；B. Co-IP 检测 csGRP78 与 STAT3 的相互作用；C 和 D. 抗体封堵 csGRP78 检测 FMBP 对 DLD1 细胞中 STAT3 和 p-STAT3 的影响；E 和 F. Western blot 检测 FMBP 对过表达 GRP78 和 GRP78-N500 截短体的 LS174-T 细胞中 STAT3 和 p-STAT3 的影响；G 和 H. Western blot 检测 FMBP 对 Garcinone D 预处理的 DLD1 细胞中 STAT3 和 p-STAT3 水平的影响；I. FMBP 对 Garcinone 预处理的 DLD1 细胞内 ROS 含量的影响；J. MTT 法检测 FMBP 与 Garcinone D 共处理 DLD1 对其细胞存活率的影响；** $p<0.01$，*** $p<0.001$，与 FMBP 组比较

10.6

体内验证 csGRP78 是 FMBP 抗结直肠癌的分子靶点

10.6.1 FMBP 处理对裸鼠结直肠癌肿瘤生长的影响

采用慢病毒筛选的稳定株细胞 LS174-T$^{GFP/GFP-GRP78-N500}$ 构建过表达 GRP78-N500 裸鼠结直肠癌模型，如图 10-8A 所示，4～5 周龄的裸鼠适应一周后，接种稳定株细胞 LS174-T$^{GFP/GFP-GRP78-N500}$，于接种细胞一周后观察裸鼠皮下全部成瘤，为了确定 FMBP 对该裸鼠模型的影响，在裸鼠全部成瘤的同时开始腹腔给药，并观测肿瘤的生长情况。结果如图 10-8B 和图 10-8D 所示，过表达 GRP78-N500 结直肠癌裸鼠模型被成功构建，如图 10-8C 和图 10-8F 结果显示，与对照治疗组相比，过表达 GRP78-N500 治疗组裸鼠肿瘤体积明显减小，将裸鼠处死后，剥离肿瘤进行称重，图 10-8E 结果显示，过表达 GRP78-N500 治疗组裸鼠肿瘤的重量也显著降低，这表明，在过表达 GRP78-N500 后，FMBP 能在体内显著抑制 CRC 肿瘤的生长。

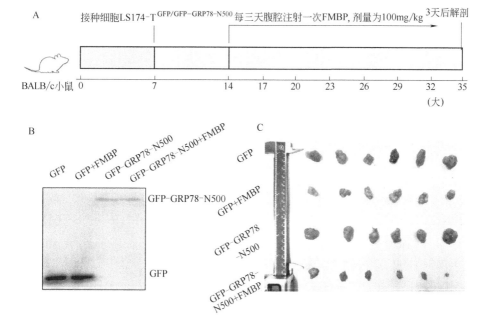

图 10-8

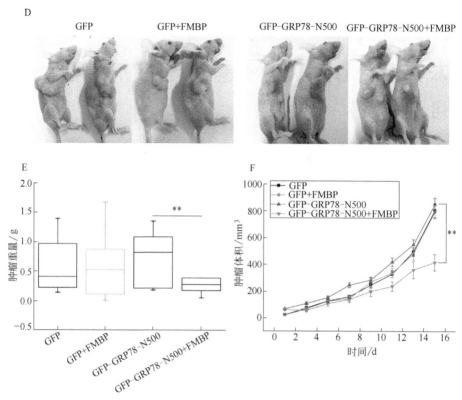

图 10-8　csGRP78 对 FMBP 抑制异种移植裸鼠结直肠癌生长的影响

A. 采用稳定过表达 GRP78-N500 的 CRC LS174-T 细胞株构建结直肠癌裸鼠模型；B. 各组中
代表性裸鼠的肿瘤情况；C. 统计各组代表性裸鼠肿瘤样本；D. Western blot 检测 GRP78-N500
在肿瘤组织中的表达水平；E. 统计处死裸鼠时各组肿瘤重量，** $p < 0.01$，与 GFP-
GRP78-N500 组比较；F. 统计四组裸鼠肿瘤体积的变化，** $p < 0.01$，
与 GFP-GRP78-N500 组比较

10.6.2　FMBP 对肿瘤组织相关标志物的干预效应

　　为了验证 FMBP 在过表达 GRP78-N500 的裸鼠体内发挥抗 CRC 效应的
作用机制是否和细胞水平外一致，采用免疫组织化学染色的方法，检测了
FMBP 处理对肿瘤组织相关标志物表达水平的影响，如图 10-9 所示，
GRP78-N500 在裸鼠肿瘤组织中被成功过表达。与未过表达 GRP78-N500 截
短体组相比，在过表达 GRP78-N500 的裸鼠肿瘤组织内，FMBP 处理组的
细胞增殖标志物 Ki67 的表达显著降低；诱导凋亡的标志物 caspase-3 的表达
显著增强；同时 STAT3 的磷酸化水平显著降低。如图 10-10 的 HE 染色切

片结果显示，过表达 GRP78-N500 及 FMBP 处理对裸鼠的主要脏器（心、肝、脾、肺、肾和胰腺）没有造成明显损伤。这些结果表明，GRP78 的 NBD 结构域是 FMBP 发挥靶向抗 CRC 作用的主要效应片段，与体外的研究结果一致。

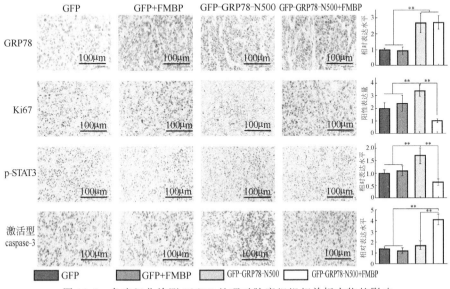

图 10-9　免疫组化检测 FMBP 处理对肿瘤组织相关标志物的影响

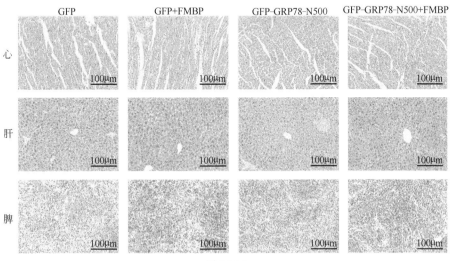

图 10-10

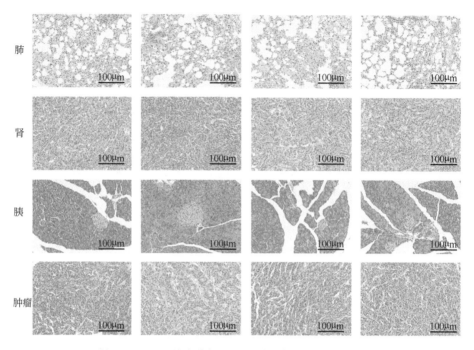

肺

肾

胰

肿瘤

图 10-10　HE 染色分析 FMBP 对裸鼠主要器官的影响

10.7

FMBP 结合 csGRP78 发挥抗结直肠癌效应的分子机制

　　csGRP78 在 CRC 细胞表面常异常表达，FMBP 结合 CRC 细胞表面 cs-GRP78 的 NBD 抑制下游 STAT3 的磷酸化，进而促进 ROS 的过度积累，抑制 CRC 细胞的生长。有趣的是，由于 csGRP78 在正常结肠上皮细胞表面几乎没有表达，FMBP 对正常细胞的生长没有影响。这些现象在体内得到进一步的证实。因此表明 csGRP78 是 FMBP 抗 CRC 效应的潜在靶点，FMBP 结合 csGRP78 的 NBD 抑制 STAT3/ROS 轴发挥抗 CRC 效应（图 10-11）。

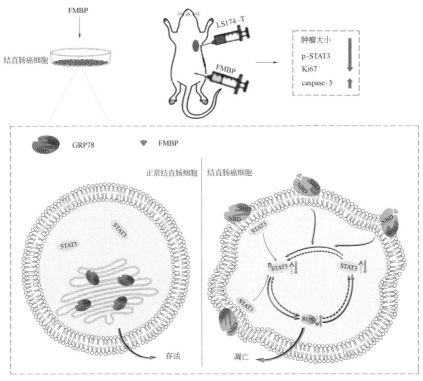

图 10-11　FMBP 靶向抗 CRC 的分子机制

参考文献

[1]　PAYANDEH Z，KHALILI S，SOMI M H，et al. PD-1/PD-L1-dependent immune response in colorectal cancer [J]. Journal of cellular physiology，2020，235（7-8）：5461-5475.

[2]　SHAN S，LI Z，NEWTON I P，et al. A novel protein extracted from foxtail millet bran displays anti-carcinogenic effects in human colon cancer cells [J]. Toxicology letters，2014，227（2）：129-138.

[3]　SHAN S，WU C，SHI J，et al. Inhibitory effects of peroxidase from foxtail millet bran on colitis-associated colorectal carcinogenesis by the blockage of glycerophospholipid metabolism [J]. Journal of Agricultural and Food Chemistry，2020，68（31）：8295-8307.

[4]　TASHIMA T. Effective cancer therapy based on selective drug delivery into cells across their membrane using receptor-mediated endocytosis [J]. Bioorganic & medicinal chemistry letters，2018，28（18）：3015-3024.

[5]　GUO M，ZHANG H，ZHENG J，et al. Glypican-3：a new target for diagnosis and

treatment of hepatocellular carcinoma [J]. Journal of Cancer, 2020, 11 (8): 2008-2021.

[6]　LI Z, ZHANG L, ZHAO Y, et al. Cell-surface GRP78 facilitates colorectal cancer cell migration and invasion [J]. The international journal of biochemistry & cell biology, 2013, 45 (5): 987-994.

[7]　LEE A S. GRP78 induction in cancer: therapeutic and prognostic implications [J]. Cancer research, 2007, 67 (8): 3496-3499.

[8]　GE R, KAO C. Cell surface GRP78 as a death receptor and an anticancer drug target [J]. Cancers, 2019, 11 (11): 1787.

[9]　LI Z, LI Z. Glucose regulated protein 78: a critical link between tumor microenvironment and cancer hallmarks [J]. Biochimica et biophysica acta, 2012, 1826 (1): 13-22.

[10]　CHANG J, KIM Y, KWON H J. Advances in identification and validation of protein targets of natural products without chemical modification [J]. Natural product reports, 2016, 33 (5): 719-730.

[11]　JAFARI R, ALMQVIST H, AXELSSON H, et al. The cellular thermal shift assay for evaluating drug target interactions in cells [J]. Nature protocols, 2014, 9 (9): 2100-2122.

[12]　SHAN S, SHI J, LI Z, et al. Targeted anti-colon cancer activities of a millet bran-derived peroxidase were mediated by elevated ROS generation [J]. Food & function, 2015, 6 (7): 2331-2338.

[13]　CHEN M, ZHANG Y, YU V C, et al. Isthmin targets cell-surface GRP78 and triggers apoptosis via induction of mitochondrial dysfunction [J]. Cell death and differentiation, 2014, 21 (5): 797-810.

[14]　REDDY R K, MAO C, BAUMEISTER P, et al. Endoplasmic reticulum chaperone protein GRP78 protects cells from apoptosis induced by topoisomerase inhibitors: role of ATP binding site in suppression of caspase-7 activation [J]. J Biol Chem, 2003, 278 (23): 20915-20924.

[15]　BAILLY C, WARING M J. Pharmacological effectors of GRP78 chaperone in cancers [J]. Biochemical pharmacology, 2019, 163: 269-278.

[16]　NICOLAÏ A, DELARUE P, SENET P. Decipher the mechanisms of protein conformational changes induced by nucleotide binding through free-energy landscape analysis: ATP binding to Hsp70 [J]. PLoS computational biology, 2013, 9 (12): e1003379.

[17]　ERMAKOVA S P, KANG B S, CHOI B Y, et al. (-) -Epigallocatechin gallate overcomes resistance to etoposide-induced cell death by targeting the molecular chaperone glucose-regulated protein 78 [J]. Cancer research, 2006, 66 (18): 9260-9269.

[18] MARTIN S，LAMB H K，BRADY C，et al. Inducing apoptosis of cancer cells using small-molecule plant compounds that bind to GRP78 [J]. British journal of cancer，2013，109（2）：433-443.

[19] ZHANG X，CHEN J，CHENG C，et al. Aspirin potentiates celecoxib-induced growth inhibition and apoptosis in human non-small cell lung cancer by targeting GRP78 activity [J]. Therapeutic advances in medical oncology，2020，12：1758835920947976.

[20] WANG S H，LEE A C，CHEN I J，et al. Structure-based optimization of GRP78-binding peptides that enhances efficacy in cancer imaging and therapy [J]. Biomaterials，2016，94：31-44.

[21] FARSHBAF M，KHOSROUSHAHI A Y，MOJARAD-JABALI S，et al. Cell surface GRP78：An emerging imaging marker and therapeutic target for cancer [J]. J Control Release，2020，328：932-941.

[22] TSENG C C，ZHANG P，LEE A S. The COOH-terminal proline-rich region of GRP78 is a key regulator of its cell surface expression and viability of tamoxifen-resistant breast cancer cells [J]. Neoplasia，2019，21（8）：837-848.

[23] SHAN S，LI Z，GUO S，et al. A millet bran-derived peroxidase inhibits cell migration by antagonizing STAT3-mediated epithelial-mesenchymal transition in human colon cancer [J]. Journal of Functional Foods，2014，10：444-555.

[24] MA J H，QIN L，LI X. Role of STAT3 signaling pathway in breast cancer [J]. Cell communication and signaling：CCS，2020，18（1）：33.

[25] RAMÍREZ DE ARELLANO A，LOPEZ-PULIDO E I，MARTÍNEZ-NERI P A，et al. STAT 3 activation is required for the antiapoptotic effects of prolactin in cervical cancer cells [J]. Cancer cell international，2015，15：83.

[26] LEE H，JEONG A J，YE S K. Highlighted STAT3 as a potential drug target for cancer therapy [J]. BMB reports，2019，52（7）：415-423.

[27] TSAI Y L，ZHANG Y，TSENG C C，et al. Characterization and mechanism of stress-induced translocation of 78-kilodalton glucose-regulated protein（GRP78）to the cell surface [J]. J Biol Chem，2015，290（13）：8049-8064.

[28] LU L，DONG J，WANG L，et al. Activation of STAT3 and Bcl-2 and reduction of reactive oxygen species（ROS）promote radioresistance in breast cancer and overcome of radioresistance with niclosamide [J]. Oncogene，2018，37（39）：5292-5304.

[29] KASIAPPAN R，JUTOORU I，KARKI K，et al. Benzyl isothiocyanate（BITC）induces reactive oxygen species-dependent repression of STAT3 protein by down-regulation of specificity proteins in pancreatic cancer [J]. The Journal of biological chemistry，2016，291（53）：27122-27133.

重组谷糠过氧化物酶 FMBP 的克隆、表达及抗结直肠癌活性

结直肠癌是临床常见的消化系统恶性肿瘤之一。根据 2020 年全球癌症数据统计，结直肠癌的发病率和死亡率分别位居第三和第二位，严重危害着人类身体健康[1]。目前，对于结直肠癌的治疗主要以手术为主，并且用化疗药物辅助治疗。5-氟尿嘧啶（5-FU）仍是临床上公认有效的结直肠癌化疗一线药物，虽然 5-FU 提高了结直肠癌患者的生存率，但长期使用 5-FU 不仅导致了结直肠癌的耐药性，而且给患者带来了巨大的副作用。近年来的研究表明，天然产物的功能分子具有克服肿瘤 5-FU 耐药性的活性。已有研究表明：一些生物碱类、萜类、黄酮类等化合物能够逆转耐药肿瘤细胞对 5-FU 的耐药性[2~13]。随着分子生物学以及药物分离技术的不断发展，越来越多的天然产物被发现具有逆转耐药的活性。因此，从天然产物中寻找安全有效的肿瘤耐药逆转剂，探明肿瘤对 5-FU 耐药的分子机制，是目前肿瘤研究的难点及热点领域。

相关研究显示：谷糠营养丰富，其中含有多种生物活性的功能分子，如多酚、一些蛋白及多肽等，这些分子具有抗氧化[14~17]、抗菌[18]、抗高血糖[19~21] 等活性。前面章节中介绍了谷糠过氧化物酶 FMBP 在体内外均具有显著的抗结直肠癌效应，且对正常细胞和小鼠的生长均无明显影响，表明 FMBP 具有潜在的临床应用前景[22~26]。为了 FMBP 后期在体外实现规模化生产，本章通过基因工程手段，对谷糠过氧化物酶 FMBP 进行克隆、原核表达纯化，获得了具抗肿瘤活性的重组蛋白（Re-FMBP），研究发现：Re-FMBP 不仅具有抗结直肠癌活性，而且能够显著增加结直肠癌对化疗药物 5-FU 的敏感性。本章的研究将为 FMBP 进一步研发为结直肠癌化疗耐药逆转剂提供相关理论基础和实验依据。

11.1

重组 FMBP（Re-FMBP）的构建、克隆表达及纯化方法

11.1.1 主要仪器及试剂

（1）主要实验仪器 离心机（Biofugestratos, Osterode, D-37520, Germany）；低速离心机（安徽中科 KDC-40），高速离心机（安徽中科 HC-2062）；奥林巴斯激光共聚焦扫描显微镜（FV10000, C44466A7C9002）；−80℃冰箱（HETOFRIG CL410）；CO_2 细胞培养箱（Cell house 153, Heto-HoltenA/S, Denmark）；倒置显微镜（OLYMPUS U-SPT, Japan）；恒温水浴锅（PloyStat CCI, Germany）；超净工作台（SW-CJ-1F, 苏净集团苏州安泰空气技术有限公司）；液氮储存罐（YDS-120-216 型）；酶标仪（BIO-RAD Model 550）；精密 pH 仪（PHS-3C 型）；570nm 滤光片；细胞培养 96 孔板，细胞培养 6 孔板，封口膜，移液枪（Thermo 公司）；PCR 扩增仪（Biometra 公司）；超声波细胞粉碎仪（JY92-2D, 宁波新芝科技研究所）；高速台式冷冻离心机（MIKRO, HITTACH 公司）；凝胶成像系统（美国 BIO-RAD 公司）；稳压稳流电泳仪（DYY-5, 北京六一仪器制造厂）；ORION pH 计（Biometra 公司）；垂直板电泳槽（JY-SC22, 北京君意东方电泳设备有限公司）；紫外分光光度计（UV-2800H, 上海尤尼柯仪器有限公司）；电子天平（Sartorius 公司）；纯水仪（Millipore 公司）；高压蒸汽灭菌器（SANYO 公司）；AKTA 高效液相色谱仪（GE 公司）。

（2）主要工具酶及试剂 原核表达载体 pMal-s 为山西大学生物技术研究所石亚伟教授馈赠；限制性核酸内切酶 *Bam*H I、*Xho* I、*Taq* DNA 聚合酶以及 T4 DNA 连接酶购自大连宝生物生物制品公司（TaKaRa）；大肠杆菌 DH5α 及核酸 Marker 购自北京全式金生物技术有限公司（Trans-Gen Biotech）；蛋白 Marker 购自上海生工生物工程公司（Sangon）；琼脂糖、琼脂粉购自上海基因科技有限公司（GeneTech）；Tween-20 购自北京索莱宝科技有限公司（Solarbio）；甘氨酸、SDS、TEMED 购自上海生工生物工程公司（Sangon）；胰蛋白胨和酵母提取物购自上海生工生物工程公司（Sangon）；低分子量 SDS-聚丙烯酰胺凝胶电泳标准蛋白、二硫苏糖醇

（DTT）、考马斯亮蓝 R-250、过硫酸铵、Amp 和 Kana 购自北京索莱宝科技有限公司（Solarbio）；DNA 胶回收试剂盒、PCR 产物纯化试剂盒、质粒 DNA 小量抽提试剂盒购自上海生工生物工程公司（Sangon）；Glutathione Sepharose 4 Fast Flow（GST 亲和色谱柱）购自 GE Healthcare 公司；RNA 提取试剂 Trizol、核酸工具酶购自日本 TaKaRa 公司；DNA Marker、Protein Marker 购自北京全式金生物技术有限公司；IPTG（异丙基硫代-β-D-半乳糖苷，isopropylthio β-D-galactoside）、青链霉素、罗丹明 123 购于北京索莱宝生物有限公司；SDS-聚丙烯酰胺凝胶试剂购自普利莱公司；Amylose Resin 购自纽英伦生物技术有限公司。

（3）主要试剂配制方法

① LB 液体培养基　见 5.2.1 中描述的方法。

② LB 固体培养基　见 5.2.1 中描述的方法。

③ Amp 溶液（100mg/mL）　精确称取 10g Amp 置于 100mL 离心管中，加入约 100mL 蒸馏水，充分溶解后，蒸馏水加至 100mL。用 0.22μm 膜孔径的滤器过滤除去杂质，1mL/管分装后于 -20℃ 冰箱保存备用。

④ Kana 溶液（50mg/mL）　配制方法同 Amp 溶液。

⑤ 1mol/L IPTG 溶液　精确称取 2.4g IPTG 粉末置于 100mL 烧杯中，加入约 80mL 蒸馏水充分混合溶解后，蒸馏水加至 100mL。用 0.22μm 膜孔径的滤器过滤除去杂质，1mL/管分装后于 -20℃ 冰箱保存备用。

11.1.2　pMAL-s-FMBP 重组质粒的构建方法

（1）谷子 cDNA 的提取方法　Trizol 法提取谷子幼苗总 RNA。取 0.3g 谷子幼苗组织，加入液氮研成细粉，加入 5ml RNAiso plus（Trizol），分装于无 RNase 的 EP 管中（不立即提 RNA 的组织保存于 -80℃）；加入 200μL 氯仿，剧烈振荡 15s，静置 5min；在 13000r/min、4℃ 下离心 15min。分层（无色水相、酚-氯仿相、浅红色相）吸取上清（500～600μL）存放在新的无 RNase 的 EP 管中；加入等体积的异丙醇，上下颠倒离心管，充分混匀，在室温静置 10min；在 13000r/min、4℃ 下离心 10min，见白色沉淀；小心吸弃上清，沿管壁缓慢加入 1mL 75% 的乙醇（DEPC 水配制）；在 13000r/min、4℃ 下离心 5min，丢弃上清，并用枪头吸干净；超净台风干沉淀，直至变为透明；加入适量 DEPC 水，溶解沉淀，可轻轻吹打几下，55～60℃ 金属浴助溶 10min。用 Thermo Nanodrop 2000 检测 RNA 浓度及纯度。将上述方法提取的谷子总 RNA，用 TaKaRa 公司的反转录试剂盒，在 10μL PCR 体系中进行反转录，反应条件为：37℃，15min；85℃，5s，反应结束后，cDNA 放于−20℃，长期保存。

（2）引物的设计方法　天然谷糠抗肿瘤蛋白的特性为类过氧化物酶，经 NCBI 数据库与谷子全基因进行比对，与 *Setaria italica* strain Yugu1 SE-TITscaffold_5_Cont3473，whole genome shotgun sequence 的同源性最高，将上述序列进行 Genscan 找到蛋白编码区，得到一个同源性达 70%，含 356 氨基酸的蛋白序列，以上述序列为模板，以 *Bam*H Ⅰ、*Hind* Ⅲ 为多克隆酶切位点设计引物，如下：F：*Bam*H Ⅰ-CGC GGA TCC ATG GCT CGT GTT GCG TCT AC；R：*Hind* Ⅲ-CCC AAG CTT TTA CTA GAA GAT GAG GCT CTC TGC。引物由上海 Invitrogen 科技股份有限公司合成，瞬时离心后用蒸馏水稀释到工作浓度 10pmol/μL。

（3）大肠杆菌 DH5α 感受态细胞的制备方法　从 37℃ 培养 12~16h 的平板中挑取单菌落，转到含有 5mL LB 培养基的试管中，37℃ 培养过夜。再按 1∶50 的接种量转接到含有 150mL LB 培养基的 500mL 的三角瓶中，37℃、200r/min 摇床培养，待 OD_{600} 为 0.4 左右时，停止培养；无菌条件，将细菌转移到离心管中，于 4℃ 以 8000r/min 离心 10min，收集菌体；按照上海生工生物工程公司（Sangon）的感受态制备试剂盒的方法进行制备；制备完成后，按每个 EP 管（1.5mL）100μL 分装，保存于−80℃ 备用。

（4）FMBP 基因的 PCR 扩增　以谷子 cDNA 为模板加入上述合成的引物，进行 PCR 扩增 FMBP 基因片段。PCR 反应按 50μL 体系进行（Premix-star 25μL，上游引物 2μL，下游引物 2μL，cDNA 2μL，ddH₂O 19μL），反应条件如下：98℃ 15s；50℃ 10s；72℃ 15s。进行 35 个循环，PCR 扩增产物经 1% 琼脂糖凝胶电泳分离，PCR 产物切胶回收，按照上海生工生物工程公司（Sangon）BIO BASIC INC（Canada）公司 DNA 凝胶回收试剂盒说明书操作。胶回收后用 Nanodrop 2000 测 DNA 浓度。

（5）原核表达质粒 pMAL-s-FMBP 的构建　将 pMAL-s 质粒用 *Bam*H Ⅰ 和 *Hind* Ⅲ 进行酶切，在 37℃ 的条件下反应 2h；酶切产物全部上样于 1% 的琼脂糖凝胶上，于 120V 下电泳 30min，切胶回收［按照上海生工生物工程公司（Sangon）BIO BASIC INC（Canada）公司 DNA 凝胶回收试剂盒说明书操作］；随后调整质粒和目的片段的浓度，按物质的量比 1∶5 的比例在 25℃ 的条件下连接 30min。

（6）pMAL-s-FMBP 重组质粒转化　将全部的连接产物加入到 100μL 的大肠杆菌 DH5α 感受态细胞中（在感受态细胞刚解冻时，加入连接产物）（注：此操作应该在超净台中进行，应该轻弹均匀），冰浴 30min，42℃ 热激

90s，立即置于冰上 2min；加 $250\mu L$ 新鲜的 LB 液体培养基，180r/min、37℃培养 1.5h；将摇好的菌，在 4000r/min 离心 5min，弃掉部分上清，保留 $100\sim150\mu L$ 悬浮菌体，取全部菌液涂板，过夜培养。

（7）pMAL-s-FMBP 重组质粒的双酶切鉴定方法　随机取转化后长出的质粒菌，找到靠近边缘的单菌落，用枪头在表面划一下后，将枪头垂直打入 5mL 含有 Amp 抗生素的 LB 液体培养基的试管内；200r/min、37℃摇晃过夜培养。在无菌的超净台中取 $100\mu L$ 30% 甘油和 $300\mu L$ 的菌液混匀，共保存 3 管，保存于 -80℃ 的超低温冰箱中，待用。重组质粒提取按照上海生工生物工程公司（Sangon）公司质粒 DNA 小量抽提试剂盒的说明书具体操作。质粒提取后用 BamH Ⅰ 和 Hind Ⅲ 进行酶切鉴定。酶切鉴定正确的重组菌，按 1：100 的比例接种于 5.0mL 含 $100\mu g/mL$ Amp 的 LB 液体培养基中，37℃、200r/min 振荡培养至对数生长期，取 1.0mL 菌液送上海 Invitrogen 有限公司进行序列测序。

11.1.3　Re-FMBP 的原核表达及纯化方法

① 将 11.1.2（7）保的菌种从 -80℃ 的超低温冰箱中取出放冰上融化，在超净台中以 1：100 比例接种于含 Amp 抗生素的 LB 培养基中，37℃、200r/min 振荡过夜培养 12~16h。

② 将上述菌液以 1：100 比例接种于含 500mL LB 培养基中，37℃、200r/min 下培养一段时间后在 600nm 处测菌液 OD 值，当 OD 值达到 0.6~0.7 时，加入诱导剂 IPTG，终浓度为 0.3mg/mL，在 30℃、200r/min 的条件下培养 3.5~4h 后，收菌。

③ 将上述菌液在 8000r/mim 下离心 10min，用 PBS 悬浮后，再在同样条件下离心 10min，用 Amylose Resin 的缓冲液（含 20mmol/L 的 Tris，0.2mol/L 的 NaCl，1mmol/L 的 EDTA，用浓 HCl 调 pH 到 7.4）悬浮沉淀。

④ 在上述菌液中加入 10mmol/L 的 PMSF，用超声破碎机破碎菌体，直到菌液破碎变澄清，随后在 4℃、13000r/min 下离心 30min，取上清液，待用。

⑤ 将上述上清液上样于已用缓冲液平衡好的 Amylose Resin 亲和色谱柱上，结合 1~2h，用含有 10mmol/L 麦芽糖的缓冲液洗脱目的蛋白。经 3 次纯化，收集目的蛋白，透析、浓缩，最终获得目的蛋白 Re-FMBP 溶液。SDS-PAGE 电泳进行检测。

11.2
Re-FMBP 抗结直肠癌活性鉴定方法

11.2.1 细胞培养方法

人结直肠癌细胞株 HCT-116、DLD1 均购买于中国科学院典型培养物保藏委员会细胞库；HCT-8 及人结直肠癌耐药细胞株 HCT-8/5-FU 购买于江苏凯基生物技术股份有限公司；改良型 RPMI-1640 培养基购自 Gibco 公司；F12 培养基购自美国 Thermo Scientific Hyclone 公司；胎牛血清购自杭州四季青公司。

人结直肠癌细胞株 HCT-8、DLD1 以及耐药细胞株 HCT-8/5-FU 均培养于含 10% 胎牛血清（含 100U/mL 青链霉素）的 RPMI-1640 培养基中，其中 HCT-8/5-FU 耐药细胞株的培养基中含有终浓度为 1000ng/L 的 5-FU。人结直肠癌细胞株 HCT-116 培养于含 10% 胎牛血清（含 100U/mL 青链霉素）F12 培养基中，置于 5% CO_2、37℃的培养基中培养。

11.2.2 Re-FMBP 抑制结直肠癌细胞活力的检测方法

该重组蛋白 Re-FMBP 获得后，采用 MTT 法对其活性进行鉴定。选取对数期的 HCT-116、DLD1 细胞，用胰酶进行消化，血细胞计数板进行计数，调整细胞数，分别以每孔 6000 个细胞铺入 96 孔板中，37℃含 5% 的 CO_2 培养箱孵育 24h 后，分别加入不同浓度的 Re-FMBP（0mg/mL、0.05mg/mL、0.1mg/mL、0.15mg/mL），设五个复孔，并用 pMal-s 标签蛋白（MBP）作对照。继续孵育 48h 后吸弃孔内培养基，每孔再加入 100μL 新鲜培养基，之后每孔加 MTT 溶液（5mg/mL）20μL，继续孵育 4h 后终止培养。小心吸弃孔内培养液，每孔加入 150μL DMSO，摇床振荡 10min，使结晶物充分溶解，于 570nm 波长，在酶联免疫监测仪上测定各孔光吸收值。

$$细胞存活率(\%) = \frac{A_{570}(实验组)}{A_{570}(对照组)} \times 100\%$$

11.2.3 Re-FMBP 逆转结直肠癌细胞耐药的检测方法

（1）结直肠癌耐药细胞株细胞活力的检测方法 采用 MTT 法检测

HCT-8/5-FU 的耐药性。将对数期的 HCT-8 及 HCT-8/5-FU 的细胞分别以相同数目转入 96 孔板，孵育 24h 后，加入不同浓度的 5-FU，孵育 48h，检测 5-FU 对 HCT-8/5-FU 和 HCT-8 的抑制率，并计算耐药指数。

同时，将处于对数生长期的 HCT-8/5-FU，以 6×10^3 个/孔转入 96 孔培养板。在 37℃ 含 5% 的 CO_2 培养箱孵育 24h 后，吸出培养基，加入 $100\mu L$ 含有不同浓度 5-FU 的培养基后再在每孔中加入 Re-FMBP（终浓度 0.1mg/mL），设 5 个复孔；孵育 48h 后吸弃孔内培养基，每孔加入 $100\mu L$ 新鲜培养基，之后每孔加 MTT 溶液（5mg/mL）$20\mu L$，继续孵育 4h 后终止培养。小心吸弃孔内培养上清液，每孔加 $150\mu L$ 的 DMSO，摇床振荡 10min，使结晶物充分溶解，于 570nm 波长下在酶联免疫监测仪上测定各孔光吸收值。

（2）结直肠癌耐药株细胞凋亡的检测方法　细胞凋亡检测试剂盒购自江苏凯基生物技术有限公司。选取对数期的 HCT-8/5-FU 细胞，用胰酶消化，按 1×10^5 个细胞/孔的细胞密度将细胞转入 6 孔板中，37℃ 含 5% 的 CO_2 培养箱孵育 24h。取出 6 孔板换新鲜培养基，分别用 0mg/mL、0.1mg/mL、0.15mg/mL、0.2mg/mL 的 Re-FMBP 处理 HCT-8/5-FU 耐药细胞，继续培养 48h。将处理后的细胞取出，将细胞培养液吸出至离心管中，PBS 洗涤细胞一次，用不含 EDTA 的胰酶消化细胞。细胞消化下来后，将上述收集的培养基加入细胞中，稍混匀，转移到离心管中，1000g 离心 5min，倒掉上清液，收集细胞，PBS 洗涤细胞两次。加 $500\mu L$ 结合液轻轻悬浮细胞，加入 $5\mu L$ Annexin V-FITC，轻轻混匀；室温避光孵育 10min。加入 $5\mu L$ PI 后混匀，进行流式检测。

（3）结直肠癌耐药细胞药物外排能力的检测方法　罗丹明 123 作为 P-gp 的转运底物能很好地代表其转运功能。选取对数期的 HCT-8/5-FU 耐药细胞，按 1×10^5 个细胞/孔的细胞密度接种到 6 孔板中，37℃ 含 5% 的 CO_2 培养箱孵育 24h，用 0mg/mL、0.1mg/mL、0.15mg/mL、0.2mg/mL 的 Re-FMBP 处理 HCT-8/5-FU 细胞，相同条件下继续培养 48h。收集细胞，用终浓度为 1mmol/L 的罗丹明 123 进行染色。流式细胞仪检测药物外排。

所有数据均为三次独立实验的结果，以平均值±标准差（mean±SD）表示，数据图中用误差棒表示标准差，数据经 SPSS 17.0 统计分析，组间差异分析采用 t 检验，$^*p < 0.05$ 表示有显著性差异，$^{**}p < 0.01$ 表示差异极显著。

11.3

重组 FMBP 的构建、克隆表达及纯化结果分析

11.3.1 构建 pMal-s-FMBP 原核表达载体

以谷子 cDNA 为模板，根据前期天然 FMBP 质谱测序结果设计引物，PCR 法扩增出 FMBP 的基因片段，结果显示：在 1000bp 附近有一条带，与预期的目的基因的大小基本一致（图 11-1A）。将 PCR 产物胶回收纯化后进行测序鉴定，结果与天然 FMBP 基因序列一致。我们知道一些表达载体如 pMal-s、pET28a 和 pGEX-4T-1 常常被用来表达融合蛋白，特别是含有 *malE* 基因的 pMal-s 表达载体可以增强大肠杆菌中表达的融合蛋白的溶解性。因此，选择 pMal-s 表达载体构建重组 FMBP 蛋白。将上述 FMBP 的 PCR 产物与 pMal-s 质粒连接，构建 pMal-s-FMBP 重组质粒。将重组质粒，经 *Bam* H I 和 *Hind* III 进行双酶切鉴定，凝胶电泳结果显示：在 6600bp 和 1000bp 附近各有一个条带，与 pMal-s 和 FMBP 基因大小相吻合（图 11-1B）。以上结果表明 pMal-s-FMBP 载体构建成功。

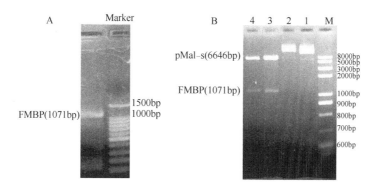

图 11-1　FMBP 基因序列的 PCR 产物及 pMal-s-FMBP 重组质粒的酶切鉴定

A. 凝胶电泳检测 FMBP 基因序列的 PCR 产物；B. 凝胶电泳检测 pMAL-s-FMBP 重组质粒的酶切鉴定

M—DNA Marker；1—pMAL-s；2—pMAL-s-FMBP；3，4—重组质粒被

Bam H I 和 *Hind* III 酶切的片段

11.3.2 Re-FMBP 的表达纯化及抑制结直肠癌细胞增殖的活性

将构建好的重组质粒在 DH5α 中，用终浓度为 0.3mmol/L IPTG 在 30℃下进行诱导表达，收集表达产物。10% SDS-PAGE 进行分析，同时以空质粒诱导表达作为对照，结果表明：不加 IPTG 时，不表达融合蛋白 Re-FMBP；加 IPTG 后，在 DH5α 的全菌和上清中均表达该蛋白，该融合蛋白的分子质量约为 80kDa。蛋白经 Amylose Resin 亲和色谱柱进行纯化，并进行灰度分析，纯度大于 90%（图 11-2A）。为了检测 Re-FMBP 的抗肿瘤活性，采用 MTT 法。结果显示：Re-FMBP 对 HCT-116 以及 DLD1 细胞均有显著的抑制作用，并且具有浓度梯度依赖性。同时以 pMal-s 的标签蛋白 MBP 作为对照，表明对细胞生长并没有影响（图 11-2B）。当 Re-FMBP 终浓度为 0.15mg/mL，处理 HCT-116、DLD1 细胞 48h，HCT-116 细胞抑制率为 86%±0.41%，DLD1 细胞抑制率为 54%±1.21%。这些结果说明：Re-FMBP 成功表达并且具有显著的抗肿瘤活性。

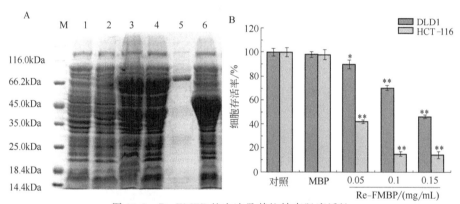

图 11-2 Re-FMBP 的表达及其抗结直肠癌活性

A. SDS-PAGE 分析 Re-FMBP 的表达纯化情况；B. Re-FMBP 对结直肠癌细胞存活率的影响
M—蛋白 Marker；1，2—未用 IPTG 诱导的重组质粒 pMAL-s-FMBP 的全菌和上清；3，4—用
0.2mg/mL 的 IPTG 诱导的重组质粒 pMAL-s-FMBP 的全菌和上清；5—纯化后的融合
蛋白 Re-FMBP；6—用 0.2mg/mL 的 IPTG 诱导的重组质粒 pMAL-s 的上清

11.3.3 Re-FMBP 抑制结直肠癌耐药细胞的增殖能力

5-FU 作为临床上公认的一线结直肠癌化疗药物，受结直肠癌化疗耐药

的影响，5-FU 的临床用药受到严重的限制。因此寻找结直肠癌 5-FU 耐药的逆转剂具有重要的临床应用价值。近年来，来源于植物的肿瘤化疗耐药逆转剂因其高效、低毒，成为肿瘤学家关注的热点。目前从天然产物中已发现大量有潜力作为结直肠癌的耐药逆转剂的活性分子，这些活性分子本身均具有较好的抗肿瘤效果，如青蒿素[27]、槲皮素[28]、茶多酚 EGCG[29]、姜黄素[30]、白藜芦醇[31] 等，因此，天然产物中具有抗肿瘤活性的功能分子有可能作为肿瘤化疗耐药的增敏剂。用不同浓度的 5-FU 分别处理结直肠癌细胞（HCT-8）和耐药细胞（HCT-8/5-FU）48h。用 MTT 检测细胞活力，结果显示：5-FU 对 HCT-8 细胞的半抑制浓度为 $(100\pm1.04)\mu mol/L$，耐药株的半抑制率浓度为 $(8565\pm20.37)\mu mol/L$，耐药指数 RI 为 64 倍（表 11-1）。表明 HCT-8/5-FU 细胞具有极显著的 5-FU 耐药性。为了检测 Re-FMBP 逆转 HCT-8/5-FU 细胞对 5-FU 的耐药，分别用 5-FU、Re-FMBP、5-FU＋Re-FMBP 孵育 HCT-8/5-FU 细胞 48h。MTT 结果显示：单独用 Re-FMBP 孵育 HCT-8/5-FU 细胞时，对 HCT-8/5-FU 有显著的抑制作用（图 11-3）。当单用 5-FU 孵育 HCT-8/5-FU 时的 IC_{50} 为 $(8015\pm20.37)\mu mol/L$，用 5-FU 和 Re-FMBP 同时孵育时 IC_{50} 为 (892.1 ± 9.54) $\mu mol/L$，逆转倍数为 9.6 倍（表 11-2）。

表 11-1　HCT-8/5-FU 细胞对 5-FU 的耐药指数

化疗药物	$IC_{50}/(\mu mol/L)$		耐药指数 RI
	HCT-8	HCT-8/FU	
5-FU	100 ± 1.04	8565 ± 20.37	64

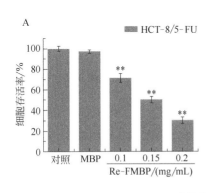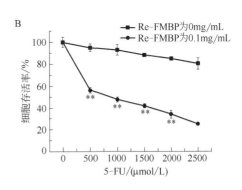

图 11-3　Re-FMBP 对结直肠癌耐药细胞活力及耐药的抑制效应

A. Re-FMBP 对结直肠癌耐药细胞存活率的影响；B. Re-FMBP 增加了
结直肠癌耐药细胞对 5-FU 的化疗敏感性

表 11-2　Re-FMBP 逆转了 HCT-8/5-FU 细胞对 5-FU 的耐药能力

化疗药物	$IC_{50}/(\mu mol/L)$	逆转倍数
5-FU	8015 ± 20.37	9.6
5-FU＋Re-FMBP	892.1 ± 9.54	

11.3.4　Re-FMBP 诱导结直肠癌耐药细胞凋亡效应

为了测定 Re-FMBP 对 HCT-8/5-FU 细胞凋亡的影响，用不同浓度的 Re-FMBP（0mg/mL、0.1mg/mL、0.15mg/mL、0.2mg/mL）处理 HCT-8/5-FU 细胞 48h。Annexin V-FITC 和 PI 染色，流式细胞技术检测 HCT-8/5-FU 细胞的凋亡率，0.1mg/mL、0.15mg/mL 和 0.2mg/mL 对应的凋亡率分别为 14.37%、22.41%、55.77%（图 11-4）。这揭示了 Re-FMBP 可以通过诱导 HCT-8/FU 细胞的凋亡增加 HCT-8/5-FU 对 5-FU 的敏感性。

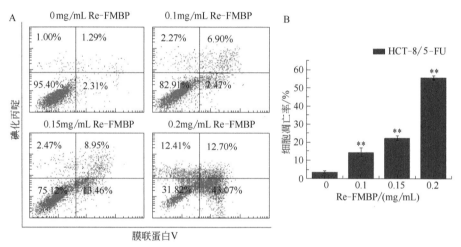

图 11-4　Re-FMBP 诱导结直肠癌耐药细胞的凋亡效应

A. 流式细胞仪检测 Re-FMBP 对结直肠癌耐药细胞凋亡的影响；B. 细胞凋亡率统计

11.3.5　Re-FMBP 提高了结直肠癌耐药细胞内 5-FU 的蓄积水平

结直肠癌耐药细胞株的药物外排功能增强，使化疗药物不能在细胞内蓄积而达不到其杀伤结直肠癌细胞的有效浓度，从而不能起到有效的治疗作用。为了再进一步确认 Re-FMBP 对结直肠癌 HCT-8/5-FU 细胞的药物外排功能的影响。采用罗丹明 123 进行染色，罗丹明 123 外排结果显示：不同浓度 Re-FMBP（0mg/mL、0.1mg/mL、0.15mg/mL、0.2mg/mL）处理 HCT-8/5-FU 细胞后，平均荧光强度随着 Re-FMBP 的浓度增加而增强，各组的平均荧光强度从 77.74 到 208.64（图 11-5）。这些结果表明：Re-FMBP 可有效增加罗丹明 123 在 HCT-8/5-FU 细胞内的蓄积，进一步证实了 Re-FMBP 对 HCT-8/5-FU 细胞药物外排的阻滞作用；并进一步揭示了抑制药物外排功能是 Re-FMBP 逆转 HCT-8/5-FU 细胞耐药的重要机制。

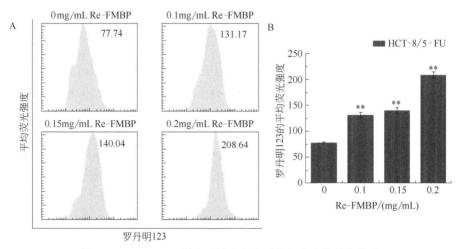

图 11-5　Re-FMBP 提高了结直肠癌耐药细胞内的药物蓄积

A. Re-FMBP 对结直肠癌耐药细胞内药物蓄积的影响；B. 药物蓄积统计图

本章的研究在于通过基因工程手段，通过克隆、构建、表达等技术从工程菌中获得可规模化生产的重组谷糠过氧化物酶 FMBP（Re-FMBP），并且在结直肠癌细胞模型、结直肠癌耐药细胞模型中证明了 Re-FMBP 具有和天然蛋白 FMBP 同样的抗肿瘤效果；同时发现 Re-FMBP 能够显著增加结直肠癌耐药细胞对 5-FU 药物的化疗敏感性[32]。因此，谷糠来源的 FMBP 蛋白可以作为肿瘤化疗辅助药物来开发，且该重组技术简单、易操作，可以对该抗肿瘤活性蛋白 FMBP 实现规模化放大生产，为该蛋白后期开发成肿瘤耐药逆转剂提供一定的理论依据。

参考文献

［1］ SIEGEL R L，MILLER K D，JEMAL A. Colorectal cancer statistics，2020［J］. CA Cancer J Clin，2020，70（3）：145-164.

［2］ LIU H，ZHOU Z，PARISE R A，et al. Herbal formula Huang Qin Ge Gen Tang enhances 5-fluorouracil antitumor activity through modulation of the E2F1/TS pathway [J]. Cell Commun Signal, 2018, 16 (1): 7.

[3] YANG C Y, HSIEH C, LIN C K, et al. Danshen extract circumvents drug resistance and represses cell growth in human oral cancer cells [J]. BMC Complement Altern Med, 2017, 17 (1): 555.

[4] SU M, QIN B, FANG L, et al. Andrographolide enchanced 5-fluorouracil-induced antitumor effect in colorectal cancer via inhibition of c-MET pathway [J]. Drug Des Devel Ther, 2017, 11: 3333-3341.

[5] LOPES-COSTA E, ABREU M, GARGIULO D, et al. Anticancer effects of seaweed compounds fucoxanthin and phloroglucinol alone and in combination with 5-fluorouracil in colon cells [J]. J Toxicol Environ Health A, 2017, 80 (13): 776-787.

[6] CHEN X X, LEUNG P H, ZHANG Z J, et al. Proanthocyanidins from uncaria rhynchophylla induced apoptosis in MDA-MB-321 breast cancer cells while enhancing cytotoxic effects of 5-fluorouracil [J]. Food Chem Toxicol, 2017, 107 (Pt A): 248-260.

[7] WEI D D, WANG J S, KONG L Y. Reversal effects of components from the fruits of Illicium simonsii on human adriamycin-resistant MCF-7 and 5-fluorouracil-resisstant Bel7402 cells [J]. Phytother Res, 2012, 26 (4): 562-567.

[8] LU Y, WU D, LUO K, et al. Andrographolide enhances 5-fluorouracil-induced apoptosis via caspase-8-dependent mitochondrial pathway involving p53 participation in hepatocellular carcinoma (SMMC-7721) cells [J]. Cancer Lett, 2009, 276 (2): 180-188.

[9] WEI Y, YANG P, CAO S, et al. The combination of curcumin and 5-fluorouracil in cancer therapy [J]. Arch Pharm Res, 2018, 41 (1): 1-13.

[10] ZENG F, LIU X, LI Y, et al. Chan-Yu-Bao-Yuan-Tang and 5-fluorouracil synergistically induce apoptosis by means of the caspase-3 signaling pathway in lung and cervical cancer cells [J]. Mol Med Rep, 2011, 4 (1): 113-120.

[11] FAN Y X, ABULIMITI P, ZHANG H L, et al. Mechanism of reversal of multidrug resistance by curcumin in human colorectal cancer cell line HCT-8/5-FU [J]. Genet Mol Res, 2017, 16 (2): 1-13.

[12] SU J, CHENG H, ZHANG D, et al. Synergistic effects of 5-fluorouracil and gambogenic acid on A549 cells: activation of cell death caused by apoptotic and necroptotic mechanisms via the ROS-mitochondria pathwayp [J]. 2014, 37 (8): 1259-1268.

[13] SIVANANTHAM B, SETHURAMAN S, KRISHNAN U M. Combinatorial effects of curcumin with an anti-neoplastic agent on head and neck squamous cell carcinoma through the regulation of EGFR-ERK 1/2 and apoptotic signaling

pathway [J]. ACS Comb Sci, 2016, 18 (1): 22-35.

[14] AMADOU I, AMZA T, SHI Y H, et al. Chemical analysis and antioxidant properties of foxtail millet bran extracts [J]. J Sci Technol, 2011, 33 (5): 509-511.

[15] SUMA P F, UROOJ A. Antioxidant activity of extracts from foxtail millet (*Setaria italica*) [J]. J Food Sci Technol, 2012, 49 (4): 500-504.

[16] HOSODA A, OKAI Y, KASAHARA E, et al. Potent immunomodulating effects of bran extracts of traditional Japanese millets on nitric oxide and cytokine production of macrophages (RAW264. 7) induced by lipopolysaccharide [J]. J UOEH, 2012, 34 (4): 285-296.

[17] CHANDRASEKARA A, SHAHIDI F. Bioactives and antiradical properties of millet grains and hulls [J]. J Agric Food Chem, 2011, 59 (17): 9563-9571.

[18] JOSHI B N, SAINANI M N, BASTAWADE K B, et al. Cysteine protease inhibitor form pearl millet: a new class of antifungal protein [J]. Biochem Biphys Res Commun, 1998, 24 (6): 382-387.

[19] NISHIZAWA N, TOGAWA T, PARK K O, et al. Dietary Japanese millet protein ameliorates plasma levels of adiponectin, glucose, and lipids in type 2 diabetic mice [J]. Biosci Biotechnol Biochem, 2009, 73 (2): 351-360.

[20] ANJU T, SARITA S. Suitability of foxtail millet (*Setaria italica*) and barnyard millet (*Echinochloa frumentacea*) for development of low glycemic index biscuits [J]. Malaysian J Nutr, 2010, 16 (3): 361-368.

[21] SIREESHA Y, KASETTI R B, NABI S A, et al. Antihyperglycemic and hypolipidemic activities of Setaria italica seeds in STZ diabetic rats [J]. Pathophysiology, 2011, 18 (2): 159-164.

[22] 单树花, 武海丽, 李宗伟, 等. 小米米糠中抗癌细胞增殖活性蛋白的分离纯化 [J]. 食品科学报, 2013, 34 (9): 296-300.

[23] SHAN S, LI Z, NEWTON I P, et al. A novel protein extracted from foxtail millet bran displays anti-carcinogenic effects in human colon cancer cells [J]. Toxicol Lett, 2014, 227 (2): 129-138.

[24] SHAN S, SHI J, LI Z, et al. Targeted anti-colon cancer activities of a millet bran-derived peroxidase were mediated by elevated ROS generation [J]. Food & Function, 2015, 6 (7): 2331-2338.

[25] SHAN S, LI Z, GUO S, et al. A millet bran-derived peroxidase inhibits cell migration by antagonizing STAT3-mediated epithelial-mesenchymal transition in human colon cancer [J]. Journal of Functional Foods, 2014, 10: 444-555.

[26] SHAN S, WU C, SHI J, et al. Inhibitory effects of peroxidase from foxtail millet bran on colitis-associated colorectal carcinogenesis by the blockade of glycerophospholipid metabolism [J]. Journal of agricultural and food chemistry, 2020, 68 (31): 8295-

8307.

[27] CHANDRASEKARA A，SHAHIDI F. Antiproliferative potential and DNA scission inhibitory activity of phenolics from whole millet grains [J]. J Funct Foods，2011，3（3）：159-170.

[28] 陶鹏宇，施明杰，黄永焯，等.双氢青蒿素逆转人结肠癌耐药细胞耐药性的研究 [J].广州中医药大学学报，2016，33（5）：698-703.

[29] 李彩丽，成丹，孙泽群，等.槲皮素逆转结肠癌耐药细胞 SW480／OXP 耐药性研究 [J].胃肠病学和肝病学杂志，2017，26（5）：551-554.

[30] LA X，ZHANG L，LI Z，et al. (-) -Epigallocatechin Gallate（EGCG）enhances the sensitivity of colorectal cancer cells to 5-FU by inhibiting GRP78/NF-κB/miR-155-5p/MDR1 pathway [J].Journal of agricultural and food chemistry，2019，67（9）：2510-2518.

[31] ZHENG X，YANG X，LIN J，et al. Low curcumin concentration enhances the anticancer effect of 5-fluorouracil against colorectal cancer [J].Phytomedicine：international journal of phytotherapy and phytopharmacology，2021，85（153547）：1-7.

[32] 张晓莉，单树花，李汉卿，等.重组谷糠源过氧化物酶的克隆，表达及逆转结肠癌化疗耐药活性 [J].中国生物化学与分子生物学报，2018，34（5）：91-98.